心理自愈

甄知 ◎ 编著

成都地图出版社

图书在版编目(CIP)数据

心理自愈 / 甄知编著. -- 成都：成都地图出版社有限公司，2025.7. -- ISBN 978-7-5557-2902-0

Ⅰ. R161.1-49

中国国家版本馆 CIP 数据核字第 20255KM934 号

心理自愈
XINLI ZIYU

| 编　　著：甄　知 |
| 责任编辑：高　利 |
| 封面设计：春浅浅 |
| 出版发行：成都地图出版社有限公司 |
| 地　　址：成都市龙泉驿区建设路 2 号 |
| 邮政编码：610100 |
| 印　　刷：三河市众誉天成印务有限公司 |
| 开　　本：880mm×1230mm　1/32 |
| 印　　张：6 |
| 字　　数：150 千 |
| 版　　次：2025 年 7 月第 1 版 |
| 印　　次：2025 年 7 月第 1 次印刷 |
| 书　　号：ISBN 978-7-5557-2902-0 |
| 定　　价：39.80 元 |

版权所有，翻版必究

如发现印装质量问题，可以与承印厂联系调换

前言
PREFACE

有人问:"一个人活得很累的根源是什么?"

有人回答:"精神内耗。"

所谓精神内耗,其实就是心里那点"小剧本",自己老是跟自己过不去,想得太多,做得太少,思前想后,陷在自己给自己布的局里走不出来,纠结、拧巴、不知所措,结果把自己搞得又累又憋屈。

可以说,精神内耗就是现代人的"精神苦役"。

精神内耗不仅会影响人的睡眠质量、做事效率,还会让人失去自信、裹足不前、错失机会。医学心理学研究表明,如果精神内耗长期得不到疏导,会导致抑郁不安、精神萎靡,甚至会引发多种身心疾患,常见的偏头痛、高血压、缺血性心脏病等,都与精神内耗有很大的关系。而精神内耗是一种长期的、潜移默化的过程,很容易被人忽视。

有的人太过在乎周围人的反应，别人一个不经意的眼神，他们都会反复思量深究；别人不经意的一句话，他们都会默默纠结很久。太在意别人的看法，结果往往是在敏感和讨好中委屈自己。

　　有的人将大把时间花费在缅怀过去上，或是后悔做过的事情，或是后悔错过的事情，在反反复复中不停地懊悔，最终让自己陷入无尽的精神消耗中。

　　有的人对自己要求很高，什么事情都要做到极致；或者对别人要求很严，不允许别人犯一丁点儿错。结果不但事事不如意，还让自己活得很累。

　　有的人总是把事情想得很悲观，一次表白被拒绝了，就觉得自己注定孤独一生；一次考试失利了，就觉得自己今后前途黯淡。于是，一个负面的小问题造成了负面的情绪，负面的情绪又进一步放大了问题，最后一件小事变成了一场灾难。

　　有的人习惯看轻自己，认为自己不是名校毕业，就不敢去争取想要的机会；认为自己不是专业出身，就放弃一直以来的梦想。时间长了，便凡事都鼓不起勇气，就算遇到难得的机会，也会白白错失。

　　有的人总是反复纠结，想要减肥，但一想到运动很累，就开始犹豫；想要创业，但一想到有风险，就变得迟疑。最后什么也没做成，又开始懊悔。

有的人无法接纳自己，总是认为自己很差劲儿，认为自己不配被爱，就算周围的人都认为他很优秀，他也会觉得自己很失败。结果，搞得自己整天垂头丧气、郁郁寡欢。

这些消极的情绪不时撕扯拉拽着我们，阻碍我们前进的脚步，让我们陷入自我怀疑和自我否定的旋涡中；这些看不见的精神内耗正在一步步消耗我们的精力，分散我们的注意力，使我们无法专心致志地过好当下的生活。久而久之，再强大的人也会被拖垮。

其实，精神内耗与他人无关，自我战斗才是精神内耗的根源，就如作家余华所说："精神内耗啊，其实就是自己心里戏太多。"有的话还未说出口，就已经在心里想了无数种结果；有的事还没开始做，就开始想有多少困难；有的事情已经发生了，还在反复思量其他的可能性……

英国心理学家罗伯特·戴博德在《蛤蟆先生去看心理医生》中说："没有一种批判比自我批判更强烈，也没有一个法官比我们自己更严苛。"所以，聪明的人都懂得拒绝胡思乱想，停止精神内耗。

其实，生活中没有那么多观众，我们不必太在意别人的看法。

与其沉浸在不能改变的过去，不如去创造自己想要的未来；与其在追求完美的路上让自己精疲力尽，不如放松下来，任生活留一点瑕疵。

　　当我们用一颗简单的心去看待世界，就能时刻保持微笑，看淡荣辱得失。趁着年轻，趁着还有梦想，想做的事情就大胆去做，放肆地去折腾，就算失败又怎样，大不了从头再来。

　　我们是自己心理苦痛的制造者，也是唯一的终结者。一个人的强大从停止精神内耗开始，希望这本书能帮助大家摆脱精神内耗，自愈自渡，成就自在而真实的人生。

目录 CONTENTS

▶▶▶

取悦他人，不如取悦自己

01. 真正的感情，不需要放弃自我	002
02. 不要为他人的情绪买单	005
03. 你怕他不高兴，他却不怕你为难	008
04. 大胆地说"关你什么事"	011
05. 爱自己，而后才有能力爱他人	014
06. 你再平凡，也是独一无二的存在	017
07. 余生很贵，要为自己而活	020

▶▶▶

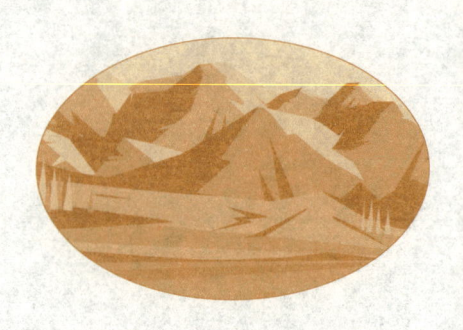

不纠结过去，不担忧未来

01. 不可求的，就不必追求	024
02. 错过了阳光，还有月光	027
03. 来日无多，须只争朝夕	030
04. 专注眼前事，不必胡思乱想	033
05. 太注重结果，多半事与愿违	036
06. 与其开口埋怨，不如动手改变	039
07. 关注所拥有的，看淡所没有的	042

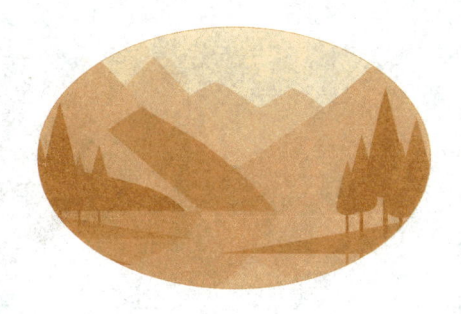

▶▶▶
和自己好好相处,走出人际内耗

01. 成熟的标志,是学会从自身找原因	046
02. 心怀宽广,世界自会对你温柔以待	049
03. 你恐惧的不是社交,而是自己	052
04. 面对讨厌的人,不纠缠、不理会	055
05. 宁愿孤单,也不委曲求全	058
06. 越爱面子,越容易内耗	061
07. 彼此关心,但不过度干预	064

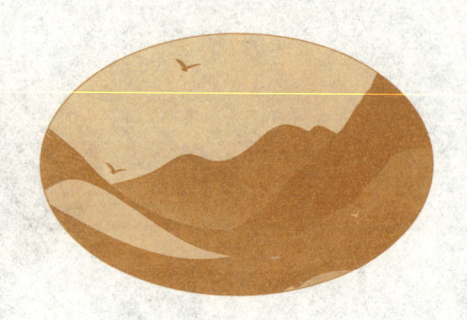

▶▶▶
别那么敏感，迟钝一点挺好

01. 以诚相待，不要轻易揣摩　　　　　　　　068

02. 想得太多，注定不快乐　　　　　　　　　071

03. 不一定要强大，但也别"玻璃心"　　　　074

04. 期待太高，是一场灾难　　　　　　　　　077

05. 除了你自己，没人会真正在意你的一切　　080

06. 敏感戒不掉，那就和平相处　　　　　　　083

07. 真正厉害的人，都有点"笨"　　　　　　086

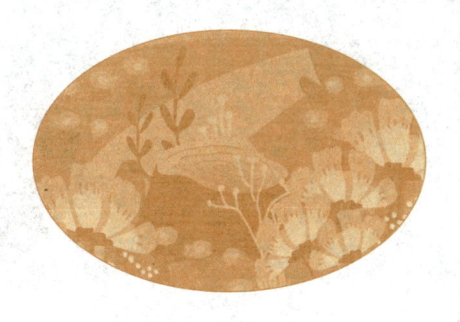

▶▶▶
人生不必太饱满，松弛一点更快乐

01. 大事不糊涂，小事不纠结　　　　　　　090

02. 艺术需要留白，人生也需要留白　　　　094

03. 松弛的人生，是允许一切发生　　　　　097

04. 放过自己，在错误中找到重生的力量　　100

05. "躺平"，是努力后的释然　　　　　　　103

06. 慢一点，才能好好享受生活　　　　　　106

07. 不能不认真，也不可太认真　　　　　　109

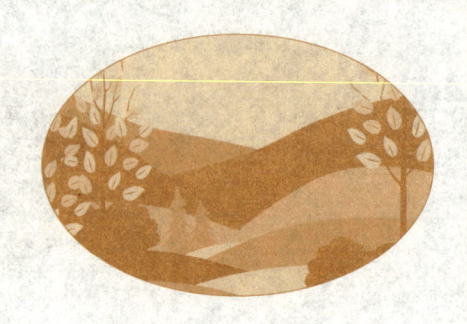

▶▶▶
断舍离，给生活做减法

01. 克制物欲，你需要的没那么多　　　　　　114

02. 丢的是东西，改变的是人生　　　　　　　117

03. 精简生活，看到心之所在　　　　　　　　120

04. 清理朋友圈，远离消耗你的人　　　　　　123

05. 人间清醒，从放弃无效社交开始　　　　　126

06. 厚名重利，是人生的负累　　　　　　　　129

07. 远离垃圾信息，重回岁月静好　　　　　　132

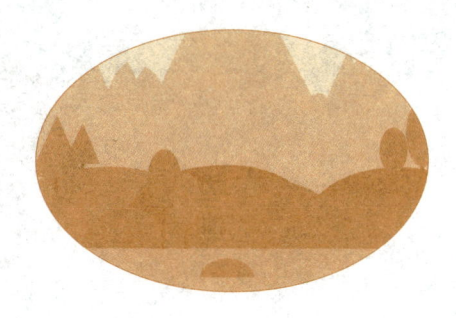

▶▶▶
忙时有序,闲时有趣

01. 无论多忙,事情也要一件一件做　　　　　　136

02. 珍爱生命,从好好睡觉开始　　　　　　　　139

03. 运动,是一剂拯救人生的良药　　　　　　　142

04. 生活的难题,在书中自有答案　　　　　　　145

05. 世界那么大,应该去看看　　　　　　　　　148

06. 兴趣爱好,可抵岁月漫长　　　　　　　　　151

07. 拥抱无聊,放空自己　　　　　　　　　　　154

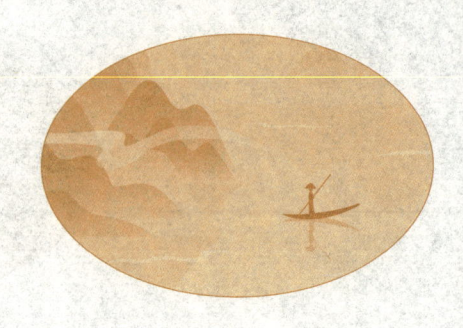

▶▶▶
你虽然不够好,但也没那么糟

01. 相信自己,配得上这世间所有美好　　　　**158**

02. 再优秀的人,也会自卑　　　　**161**

03. 自信,是一个人强大的开始　　　　**164**

04. 就算差劲,也能照样活得很好　　　　**167**

05. 不必比较,各有各的闪光点　　　　**170**

06. 没有人夸,那就自己夸自己　　　　**173**

07. 自信,是对孤勇者的奖励　　　　**176**

取悦他人，
不如取悦自己

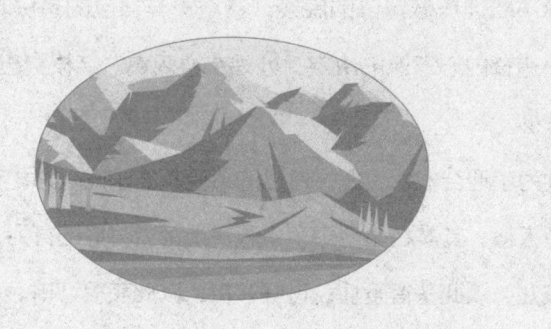

人生短短数十载，最要紧的是满足自己，不是讨好他人。

——中国香港作家 亦舒

01 真正的感情，不需要放弃自我

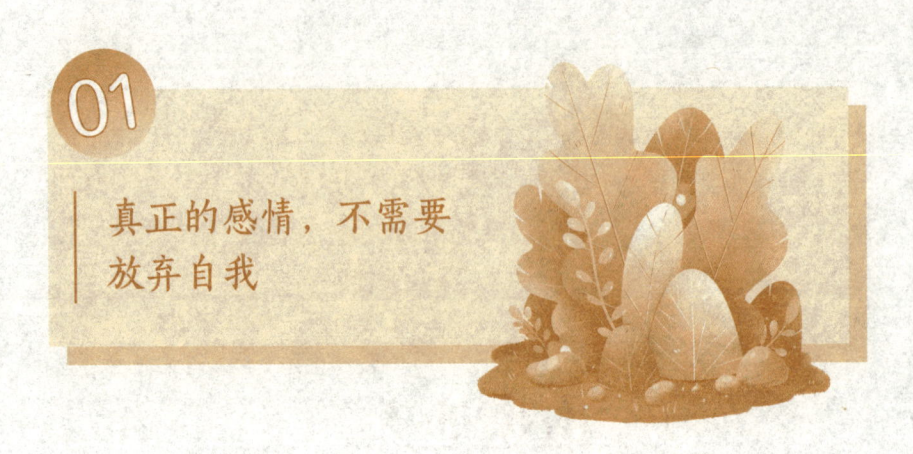

你是否有过这样的时刻？为了让他人高兴，为了让你们之间的关系更和谐，你不断地压低自己的底线，甚至放弃自己的想法和忽视自己的感受，做出违背内心意愿的决定，处处小心翼翼。结果自己越来越不开心，越来越压抑。

这种为了迎合他人，忽略自己的感受和需求的行为，在心理学上被称为讨好型人格。其实在生活中，人人身上都有讨好的行为，比如：讨好心仪的女孩儿，以此获得爱情；讨好客户，以此获得订单。正常范围内的讨好，其本质是需求的交换和需求的满足，是人际关系中的一种合作方式，是我们通过提供他人所需，在他人心里建立良好形象的手段和方法。这并不会给人生带来困扰，真正困扰人生的是让生活陷入精神内耗的病态讨好行为。病态讨好行为是无法控制自己地讨好他人，下意识地牺牲自己，甚至对来自他人的欣赏和认可上瘾，逐渐丢失自我。

有一个小女孩儿，她从很小的时候就开始写作，小小年纪就有作品发表在各大刊物上。在外人看来，她是一个早慧儿童，备受赞誉。或许是这份早慧的光环让她背负了太多期望，她渐渐学会了迎合他人，隐藏真实的自我，只为维持那完美的形象。

长大后，为了得到他人的肯定和认可，她只会夸奖别人，从来不敢向别人提出真实的意见，每天都活得像一个只会笑脸迎人的店小二。不管是面对亲密的两性关系，还是和朋友相处，她都会为了迎合别人的期待而一次次丢掉自己的原则和底线，哪怕心中有再多的想法和愤怒，都不敢表现出一丝一毫。

然而，别人的夸赞就像短效的"止疼药"，只能让她短暂地获得满足与快乐，当"药效"过去，她的内心就会被憋屈代替，她不得不一次又一次压抑内心真实的想法，掩藏起真实的自己。

当我们将自己的幸福寄托在他人身上，将自己的价值依赖于他人的评价时，我们的内心就会变成一个无底洞，洞里装满恐惧、尴尬、敏感、不安全感。因为害怕失去，所以会不断地向别人示好，迎合别人。表面上是为了维持关系的和谐，实质上却是对自己尊严的剥夺。因此，即便这段关系进展顺利，十分和谐，自己也无法在这段关系中获得真正的幸福感和满足感。

一段关系中，当需要一方失去自我时，那这段关系就不再健康了。有人会因为你的自我牺牲而倍感压力，有人会因为你缺失自我而不再尊重你，而你也会在这样的关系中内损严重。

健康的关系是建立在平等和尊重的基础上的。你可以和对方吵架，可以把自己最真实、最不堪的一面暴露给对方，而不用费尽心思地讨好对方，也不用时刻担心对方会产生不快和不满。真正在乎你的人，永远欣赏你自由而独立的样子，纵使你身上有诸多缺点，他们也不会因此疏远你、厌弃你。

我们的生命不是为讨别人喜欢而存在的。人生短短几十载，你讨好别人的时间多了，属于自己的时间就少了。所以，不要去追一匹你追不到的疾驰的"骏马"，用追马的时间去栽花种草，等到春暖花开之际，自然会有"骏马"为你停留。也不要刻意去巴结一个人，就算暂时没朋友也没关系，用独处的时间去提升自己的能力和价值，等到时机成熟，自然会有人与你同行。

在这个世界上，没有人值得你放弃自我去讨好，任何一段关系都不应该是你单方面的付出和牺牲。你也无须去向任何人证明自己有多好，更无须为了迎合别人的期待让自己变得憋屈。只有当你足够爱自己、尊重自己时，你才有能力去建立更健康、更有意义的关系。

02 不要为他人的情绪买单

有一位主持人说过这样一段话:"我们之所以活得很累,并非生活刻薄,而是太容易被外界的氛围感染,被他人的情绪所左右。"

别人一句"你怎么什么都做不好,太让我失望了",你就要拼死拼活、废寝忘食地证明自己;别人一句"我都是为了你好,你还不领情",你哪怕再不情愿,也要表现出"甘之如饴"的样子;别人一句"你认真思考过没,你确定这是正确的吗",你就陷入自我怀疑,开始质疑自己的判断和能力;别人一句"这个世界上只有我对你最好,最在乎你",你就恨不得以命相酬,愿意给他做牛做马……

当我们将他人的评价作为自己为人处事的标准,当我们将他人的情绪当作自己喜、怒、哀、乐的开关,我们就会失去对自己生命的掌控,变得焦虑、憋屈、自卑、盲目。其实,有问题的不只是他人,也是我们自己,我们自己过度内耗,被他人的情绪深度影响。

有一名网友经常感到压抑和沮丧，他怀疑自己得了抑郁症，于是就去看了心理医生。在与心理医生的交谈中，他发现了自己抑郁的根源——他的好友以及他自己。

他的好友失业了，家里总是争吵声不断。好友每次和妻子吵架后，都会把他叫出来吃饭。在饭桌上，好友对着他大倒苦水，不是说老板不识人才、不会用人，就是怪妻子不理解他的压力和痛苦。

开始时，他很感动于好友的信任，总是尽力开导好友，而且每次吃饭后，他都会抢着结账，减轻好友的经济负担。但是渐渐地，他发现自己陷入了好友的情绪旋涡，每次跟好友吃过饭后，他的心情都异常低落。在单位，他觉得自己的上司也像好友的上司一样；在家里，他也处处看妻子不顺眼。

这种负面情绪的传染让他开始质疑周围的一切，失去了对生活的热情。但是当好友再一次找他时，他又不忍心拒绝，害怕因此影响与好友的感情。

情绪是会传染的，当我们长时间处于他人的消极情绪中，就像被乌云笼罩，难以见到阳光。我们可以关心和体谅别人，但前提是不要影响自己的情绪。当我们花费大量时间和精力去消化别人的情绪时，留给自己的时间就所剩无几了。而且每个人的承载力是有限的，一旦超过自己的负荷，身心必然会崩溃。

对于他人的情绪，有人称之为"丢的人没有感觉，捡的人却影响巨大"。如果接受他人的情绪能让你产生愉悦感和积极性，那是最好。但是，如果让你感到沉重和痛苦，那你就要学会尊重自己的感受，不要因害怕别人生气或难过，就使劲儿压抑自己的情绪。因为在人的一生中，不管你多么委屈自己，也不可能讨好所有人。

积极心理学之父马丁·塞利格曼说："面对周围那些容易带给别人负能量的人，如果你不是心理医生，不能用强大的心智去消化别人的负能量，那么默默远离和屏蔽是最好的选择。"这种选择并非出于冷漠，而是对自己的心灵负责。

肖邦在年轻时就展现出了卓越的钢琴演奏天赋，然而身边的人却不看好他。有的人说，他只是运气好，过不了几年就会销声匿迹；有的人说，他只是拥有一些技巧，实际没什么能力；还有的人说，他想成为钢琴大师，简直是做梦。

面对这些负面评价，肖邦果断选择了远离。他背起行囊，到其他国家去寻找灵感和机遇。在巴黎，他遇到了钢琴大师李斯特，李斯特不但对他的演奏技艺赞不绝口，还专门为他在巴黎剧院举办了一场演出。肖邦在这场演出中一战成名，开启了属于自己的音乐之路。

情绪边界是人最重要的边界，我们要守护好自己的情绪边界，不要让他人随意进来破坏。这不是自私，也不是冷漠，而是对自己的生命负责。不要舍弃自我去做他人情绪的拯救者，而要成为自己心灵的守护者。

03 你怕他不高兴，他却不怕你为难

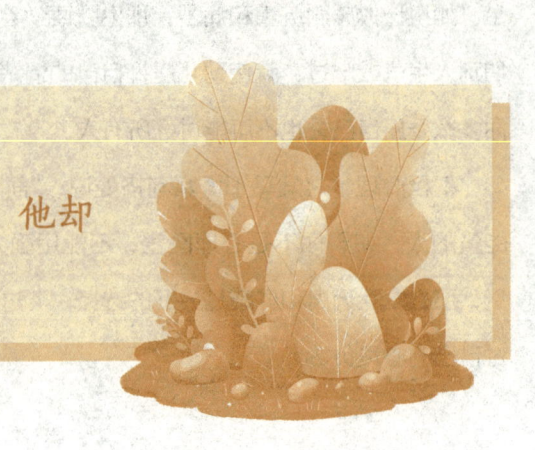

生活中，你是否遇到过这样的情况呢？

朋友有急事找你借钱，你手头没这么多钱，却不好意思拒绝朋友，于是东拼西凑地借给了朋友，等到要钱的时候，朋友却今天推明天，明天推后天。最后，借钱的成了"大爷"，要钱的成了"孙子"；

你每天开车上班，同事总是搭你的顺风车，你不但要免费接送，有时候还要花时间等待。同事还经常在车上抽烟，弄得车里到处是烟灰，你心里很生气，却不好意思责怪同事；

你的孩子成绩很好，邻居便提出让你的孩子节假日给他的孩子补课，你碍于邻里情谊同意了。结果邻居的孩子每天早早到你家补课，把你的孩子当成免费劳动力不说，还影响了你们的正常生活。你为此感到苦不堪言，却不知该如何拒绝；

……

生活中，很多人都有"你有钱，就应该借给我；我弱，你就应该帮

我；你比我强，就应该教我"的逻辑。这种逻辑背后是对他人时间和精力的漠视。而我们又非常容易被这样的人道德绑架，陷入"当好人"的陷阱中，成全别人，内耗自己。

容易被他人道德绑架的人，从根源上讲，其实就是不懂拒绝他人的人。或许是因为从人类进化的历程来看，被群体接纳这件事至关重要，所以我们害怕不被他人喜欢或是遭到群体的排斥。或许是因为我们从小被教育，要乐于助人，要关心他人，否则就会被视为小气和冷漠。或许是因为我们对自己要求过高，希望把所有事情都做到最好，包括勉为其难地帮助他人。或许是因为我们不够自信，担心拒绝他人会暴露自己的弱点或不足，所以哪怕很为难，也表示愿意配合。

无论是哪种原因，一旦我们因不懂拒绝而成为他人道德绑架的对象，我们就失去了自我，成了被他人操控的傀儡。就如太宰治在《人间失格》里所说的："我的不幸，恰恰在于我缺乏拒绝的能力。"

其实，拒绝他人很简单。网上有这样一句话："面对道德绑架，只要我没道德，道德就绑架不了我。"这倒不是说我们要成为一个不讲道德的人，而是要拒绝拥有别人设置好的"道德"。

想要拒绝道德绑架，首先要明确自己的边界，清楚自己的权利和责任。比如：遇到朋友借钱，你首先要清楚自己的财务情况，是否有能力借钱给朋友；其次如果朋友不还钱，你是否能接受这个结果。如果你觉得为难，就完全可以坚定地表达自己的难处与拒绝。

真朋友一定会体谅你的难处，不会继续为难你。相反，想要道德绑架你的人，可能就会说："你开那么好的车，住这么好的房子，就不能借我点钱吗？"面对这种情况，你可以回答："我虽然有这些物质条件，但不代表我没有财务压力和计划。"态度要温和而坚定,让对方意识到他们的行为已经越界。

其次,要坚持自己的价值观,不要因他人的言论或行为轻易改变自己的决定。

每个人都有自己的人生观和价值观,面对道德绑架时,我们要坚持自己的人生观和价值观,不要因他人的期望或压力违背自己的内心。

最后,要培养自己独立思考的能力,理智分析问题的本质,从而做出明智的决策。这世间大多数人是自私的,在没有伤及自己的利益时,都会很轻松地说风凉话,劝他人大度、善良、宽容、放下。

就像电视剧《知否》里盛明兰说的那句话一样,"巴掌不打在自己身上,是不知道疼的",大多人因为事不关己,才会劝他人善良,真正换到自己身上时,又有几个人能做到善良呢?因此,不要被他人的言语所绑架,而要适当自私一点,关注自己的感受,维护自己的权益。

要知道,那些不怕你为难的人,永远不会感激你的善良,他们只会得寸进尺。我们可以善良,但我们的善良要留给对的人。

04 大胆地说"关你什么事"

这是一个很容易被他人"指手画脚"的年代，无论你做得对与不对、好与不好，总有人喜欢评头论足一番。

你发一段跳舞的视频，大部分人都夸你跳得好，但偏偏有人说："你这动作不自然，缺少美感。"

你分享一张给流浪狗喂食的照片，大家都说你有爱心，但总有人跳出来说："只喂一次有什么用，真有爱心就把它抱回家养吧。"

你晒出一张出门旅行的照片，每个人都祝你玩得愉快，但总有人冷嘲热讽："找罪受，走到哪儿都是人挤人，还是在家省钱又舒服。"

本来很愉悦的心情，就因为这些不合时宜的评论，瞬间变得阴郁。如果自己不回复，感觉就默认了他们的说法；如果回复，又可能引发无休止的争论。最后的结局往往是自己陷入精神内耗的旋涡中。

其实，真正重要的是自己的感受和成长，何必在意那些无关紧要的评论呢？

网上有一个"00后"的小男孩儿，放学后指着身上的衣服问妈妈："妈妈，这件衣服能多给我买几件吗？"妈妈不解，忙问为什么。小男孩儿解释说，因为班里有个同学说他的衣服难看，所以他要天天穿，让这位同学看习惯。

这位小男孩儿的做法看似天真，却蕴含着智慧。他用最简单的方式去应对外界的负面评价，守护自己的内心。与其被他人的看法左右，不如坚定自我。人活在世上无非两件事，一个是关你什么事，一个是关我什么事。明白了这两件事，就会明白很多事跟别人无关，我们有权决定自己的事情，别人无权干涉我们的情绪。

穿个吊带被他人指指点点，直接回复"关你什么事"；花三四百做个美甲被说"浪费"，直接回复"关你什么事"；被人指责三四十岁不结婚、不生娃，直接回复"关你什么事"……面对那些不请自来的意见，面对那些侵犯了个人边界的言语，我们都可以回复这么一句"关你什么事"。

别人没那么重要，你也没那么卑微。有些人想通过对你说教，来满足他们的虚荣心和优越感。你的妥协只会让他们得寸进尺。一句"关你什么事"，可能对别人造成不了什么伤害，却是你为自己挺身而出的最好证明。退一步讲，那些教养良好、做事有分寸的人，也不会经常做出对他人的生活指指点点的行为。

每个人都有一个小世界，当你允许别人随便进入你的世界时，你的世界不可避免地会产生混乱。所以你要设立边界，不要随便让人进入你的世界，破坏你的世界的稳定。

有一个男孩，梦想成为一名国际超模，在真正的T台上走一回秀。

但是，出身农村的他既没有男模特的国际标准身高，也没有帅气的脸庞，因此遭到了村民们的嘲笑。然而，这并没有让他放弃理想，他另辟蹊径，走"乡村超模"的路线。

当他将自己在乡村走模特步的视频发到网上后，得到的却是嘲笑声一片，有人说他"不伦不类"，有人说他是"怪胎"，有人说他"哗众取宠"，还有人说他是"乡村野模"。外界的质疑声并未打击他的积极性。没有T台，他就在工厂的走廊里，模仿视频里专业模特的一举手一抬足。没有漂亮的衣服，他就自己设计，自己改造，一张塑料布、几个麻袋，他也能将其变成独特的时装。

经过无数次的尝试和自我训练，他终于收到了中国国际时装周T台的邀请。再后来，米兰时装周也向他抛来了橄榄枝。原本身披麻袋走在乡间村野的他，终于穿上了各大品牌的高定服装。当他迈着自信的步伐走在T台上时，他的气质和姿态完全不输那些国际超模。

生活需要指点，但不需要别人指指点点。每个人都有自己独特的生活方式，不要因为自己与众不同而委曲求全、迎合别人。人生是一张单程车票，别让他人的议论掩埋了你内心的声音和想法，别让他人的目光阻挡了你前行的节奏与步伐。

周国平说："幸福，不是活成别人那样，而是能够听从自己内心的生活。"只要不违背公序良俗，就不必在乎别人的看法，不必活在别人的嘴里。

05 爱自己，而后才有能力爱他人

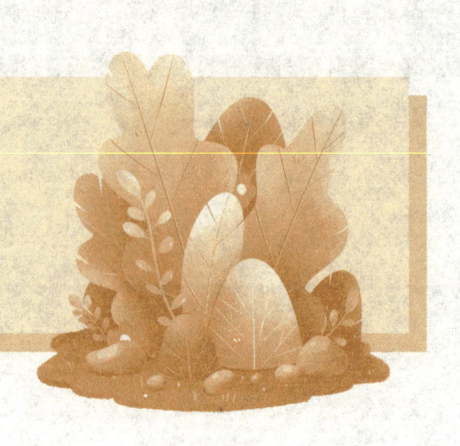

有些人从小到大都被教育要关爱他人，要无私奉献，要有大爱。在这种思想的影响下，他们习惯了凡事先考虑他人，把自己的需求放在后面。并终其一生，都去追求别人的认可和赞赏，同时认为"被爱才是一个人最大的底气"。

《奇迹男孩》里面的奥吉虽然是一个有面部缺陷的小男孩儿，却拥有父母、姐姐无条件的爱，所以他得以幸福地成长，即使面对同学们的恶言恶语，他也能在痛哭后选择原谅。

然而，并不是所有人都能拥有这样的勇气。有时候，我们要学会爱自己，才能生出爱他人的力量。就像我们坐飞机时，空姐会提醒我们在遇到危险时，先戴好自己的氧气面罩，再帮助他人。这是因为只有自己安全了，才能更有效地帮助别人。同理，只有我们内心充满爱和自信，才能更好地关爱和理解他人。所以，爱自己是一切爱的出发点。

爱自己，就要爱护自己的身体。

有时候，看一个人是否在认真生活，就看他有没有照顾好自己。然而，在忙碌的生活中，很多人常常忽视了对自己身体的关怀。在追逐目标和忙于工作时，无限透支着自己的身体，生病了也只是轻率地对待。

人幸福的根本，首先是拥有一个健康的身体。没有健康的身体，一切都无从谈起。不要到下雨的时候，才知道伞的重要性；也不要到生病的时候，才知道健康的重要性。下雨的时候，伞不好借；生病的时候，钱不好借。雨大了，有伞也没用；病重了，有钱也没用。

因此，我们必须学会倾听身体的声音，给予它适当的休息和养分。在日常生活中好好吃饭，因为柴米油盐最抚人心，胃里暖了，人就觉得安稳；在每个夜里好好睡觉，因为睡眠最养精蓄锐，睡前原谅一切，醒来便是新生。

只有当我们照顾好自己的身体时，我们才能拥有充沛的精力去追求梦想和目标。身体无恙，才能乘风破浪；无病无灾，才能喜笑颜开。

爱自己，就要照顾好自己的心情。

人只有照顾好了自己，才能照顾别人。如果我们不能把自己的内在调养好，不能让自己的内在变得丰富，那我们也无法照顾好自己的家人和孩子。甚至家人的一句无心之言，就能让我们大动干戈；孩子的一点点躁动，就能引起我们情绪上的轩然大波；生活中的一丝丝不安，就能放大我们内心的焦虑。

人的情绪、状态都会随着心情的变化而变化。心情好，情绪自然就积极稳定，做事效率也会更高。所以，无论什么时候，我们都要照顾好自己的心情。委屈的时候，该说就说，该哭就哭，将情绪发泄出来。当我们学会与情绪和谐共处，才能在风雨中保持内心的平静与安宁。

爱自己，就要滋养自己的精神。

在每个人的心中，都有一个年幼且受伤的小孩儿。他们代表着我们不够完美的生活，标志着我们过去受过的苦难和创伤。为了保护自己，我们会尝试忘记曾经的苦难和创伤，或将它们藏在心底的最深处。然而，忽视并不代表它们会消失。那些痛苦的回忆如同阴影般潜伏着，会在不经意间影响我们的情绪和判断。

俗话说："解铃还须系铃人。"能救赎自己的人只有自己，我们只有学会拥抱和治愈心中的那个小孩儿，才能真正地疗愈内心的创伤；只有解开心头的迷惑，才能看到更多的风景；只有学会释放自己，才能跳出自己的世界。

当我们的内心不再被过去的阴影所束缚，我们的精神才能真正得到解脱，才能真正活在当下。很多人之所以越活越优秀，是因为他们能勇敢地面对过去，接纳过去，并从中汲取继续生长的力量，让自己自内而外变得更加坚韧。就像作家林清玄所说："人生不过就是这样，追求成为一个更好的、更具有精神和灵气的自己。"

《简·爱》中说："要自爱，不要把你全身心的爱、灵魂与力量，作为礼物慷慨给予，浪费在不被需要和受轻视的地方。"当一个人开始爱自己，开始让自己活得尽兴且快乐，让自己过得恣意而洒脱时，他的浪漫的人生才正式开始。

所以，在爱他人之前，先学会爱自己吧！在每一个太阳照常升起的早晨，像花儿一样自在地绽放！

06 你再平凡，也是独一无二的存在

有时候，我们之所以不快乐，是因为我们太容易被他人定义了。别人说大眼睛、高鼻梁漂亮，你就觉得自己小眼睛、塌鼻梁不够美，所以从来不敢素颜示人；别人说你身材不好，你便失去了"穿衣自由"；别人说年纪轻轻而事业有成才算成功，你便觉得自己三十岁了还一事无成是件丢人的事。

如果每个人都按照别人的标准去活的话，那我们跟工厂里流水线上生产的商品有什么区别呢？日本哲学家鹫田清一说："我们的不完美，正是我们作为人的特权，是我们独一无二的存在。"

有一个女孩儿，从小就不漂亮，小眼睛、大圆脸，圆滚滚的身材，但她的梦想是成为一名演员。因为形象不好，所有人都不看好她。大学毕业后，她到处面试，想获得一个出境的机会，却因为形象不佳屡屡碰壁。

这时，短视频兴起，她开始在短视频平台发布自己的动态，但因为长

相不佳，她受到了很多人的嘲讽，甚至有人直言她"丑到爆炸"。起初，她也曾因为这些谩骂彻夜痛哭过。但慢慢地，她没那么在意了。她不觉得自己小眼睛、大圆脸是丑的，所以脸上永远挂着阳光、可爱的笑容；她也不觉得自己微胖的身材是糟糕的，所以随心所欲地穿想穿的衣服。脸大也好，腿粗也罢，这都是她的标志，标志着她是这个世界独一无二的存在。

渐渐地，谩骂她的声音变少了，支持和鼓励她的声音变多了。她的自信感染了很多普通的女孩儿，让她们也有勇气去展示自己。终于，她获得了一个演绎综艺节目的邀约，在节目中，她将自己积攒了多年的演技完美地展示了出来，不仅演得了高贵、冷艳，集美貌与智慧于一体的商业精英，也演得了落魄街头、卑微却内心坚韧的小人物。她将每一个角色都演得鲜活、生动，仿佛她天生就属于舞台。观众们开始惊叹于她的才华，不再关注她的外表。她凭借着自己内在的魅力和不懈的努力，获得了现场观众和导演们的肯定和喜爱。

在很多人眼中，平凡就是原罪，是不配出现在大众视野中的存在。然而，人生的真相却是，优点值得我们骄傲，缺点也无须自卑，因为优点是自己的，缺点也是自己的，所有的特点合在一起，才构成了独一无二的你。

自信不是坚信"所有人都会喜欢我"，而是"就算他们不喜欢我，我也觉得我很好"。平凡不应该向"一定要美"低头，我们也不一定要接受别人的定义。无论何时都去追求最精彩的自己，才能活出最精彩的人生。因为真正的美丽不在于外表的完美，而在于内心的强大和自我认同。

每个人都有独特的闪光点。有的人擅长绘画，笔下的色彩斑斓如梦；

有的人歌声动人，音符间流淌着深情；有的人厨艺精湛，每一道菜肴都蕴含着生活的温度。我们都是独一无二的，爱好不同，优势不同，选择不同，生活也不同。正因为我们都很独特，才构成了这绚烂多姿的世界。

所以，我们不应该看到别人发光，就觉得自己暗淡无光，你可以是一朵玫瑰，也可以是生生不息的野草。你是你自己，无须为谁而一味地改变；你是自己的太阳，不要因乌云而放弃发光、发热。你也无须迎合他人的眼光，在这个世界上，没有任何人能定义你的人生，只有你自己才能决定自己的价值。

批量生产的别人不值钱，你再平凡也是人间限量款，你独特的魅力正是你存在的意义。你只需把自己用心雕琢，变成闪耀的钻石，展现出独特的光芒。这仅有一次的人生，取悦自己才是心之所向。

07 余生很贵,要为自己而活

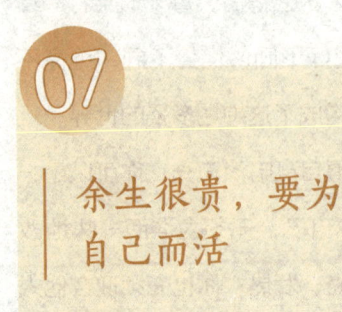

小时候,父母告诉我们,听话的孩子才是好孩子,于是我们听父母的话,按照父母的要求去生活、学习;长大后,社会告诉我们,成功的人才有价值,于是我们拼命考证、加班、应酬,去追逐所谓的成功。

我们总是活在别人的期待里。为人子女,就要孝顺听话;为人父母,就要无私奉献;为人妻子或丈夫,就要持家、赚钱;为人员工,就要勤勉、尽责。然而,我们却从未问过自己:"这是我想要的人生吗?"

不可否认,这些角色赋予了我们成长的力量,但如果我们被这些角色所束缚,失去自我,那这些角色的意义又何在呢?

电影《出走的决心》讲述了一个56岁的中年女性李红,在为家庭付出半生后,终于觉醒,自驾度过后半生的故事。故事中的李红,在现实中的原型叫苏敏。

苏敏小时候,母亲身体不好,照顾三个弟弟的重担就落在了她的肩膀上。上学时，别的同学都在课间休息、做游戏，她却要一路跑回家，蒸饭、做菜、哄弟弟，然后再匆匆赶回学校上课。

辍学后，苏敏进了化肥厂上班。每天重复着繁重的体力活儿，微薄的工资还要贴补家用。下班后还要赶回家给弟弟们做饭、洗衣。

到了结婚的年龄，苏敏以为结了婚就能摆脱这样的生活，所以满怀期待地走进了婚姻，却发现婚姻不过是另一种形式的束缚。婚后没多久，苏敏就下岗了，她失去了经济来源，家里的钱都由丈夫掌管，她每天花了多少钱，丈夫都会一笔一笔地对账。一旦发现钱对不上，丈夫就怀疑她偷偷补贴了娘家。

因为不想看丈夫的脸色，苏敏选择了外出打工挣钱。她当过裁缝、扫过大街，还做过送报员，有了工资后，丈夫要求和她AA制，分摊家用。有一次，苏敏用丈夫的医保卡买了药，第二天丈夫就改了密码。苏敏在家里照顾孩子、老人，包揽所有家务，却从未感受到应有的尊重与理解。丈夫将她的付出看作理所当然，认为她就应该这样。

苏敏不止一次想要离婚，可又担心女儿会因为自己离婚在学校受欺负；孩子长大后，她又担心自己离婚会影响孩子成家。所以她一次次地选择了妥协。后来女儿结婚了，并且生了一对双胞胎。苏敏又帮助女儿照顾孩子，每天忙得团团转，几乎没有自己的时间。而丈夫每天打乒乓球、钓鱼，不但从不帮她分担家务，还时常"鸡蛋里挑骨头"。

2019年，苏敏在网上看到一个关于自驾游的视频，她被那种自由自在的生活所吸引了，正好女儿付首付给她买了一辆车，自驾的想法开始在苏敏的心里生根发芽。她陆续购买了帐篷、冰箱等装备，却迟迟没有动身，因为她还要等，等两个外孙上幼儿园。

终于，2020 年，外孙们上幼儿园了，苏敏也自由了，她揣着仅有的 2000 元，没有丝毫犹豫，一脚踩着油门就离开了家，开始了一场没有终点的自驾游。

这一年，苏敏 56 岁，她开始真正为自己而活。

我们在这个世界上的角色有很多，可能是子女，可能是父母，可能是伴侣，但有一种角色最确定，那就是我们自己。在进行人生排位的时候，我们习惯将自己排在最后，在感情里，宁愿将就、凑合，也不愿告别不合适的人，因为除了自己，我们还要考虑儿女的感受、父母的颜面；在生活中，总是选择妥协，在一次次将就、凑合的过程中，养成了退而求其次的习惯。

然而，人生短短数十载，除去我们已经度过的时光，我们还剩多少时间呢？难道来这世间一趟，就是为了将就、凑合度日吗？

心理学家荣格说："成为你自己，是一生的使命。"在为他人付出的同时，也不要忘了，我们还有自己的人生，我们还有自己的梦想和目标。无论我们处于人生的哪个阶段，都应该勇敢地追求自我。往后余生，请收拾好心情，好好爱自己，为自己而活，别辜负自己。

不纠结过去，不担忧未来

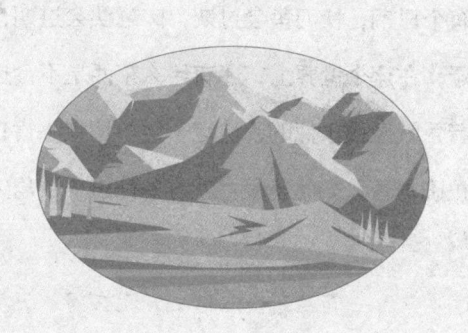

过不好今天的人，明天会过得更糟。
——古罗马诗人 奥维德

01 不可求的，就不必追求

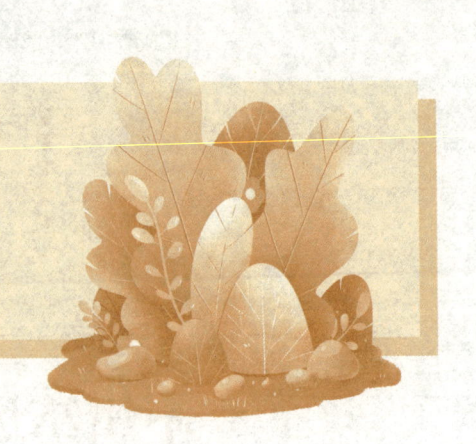

电影《重庆森林》中有这样一句台词："不知道从什么时候开始，在什么东西上面都有个日期，秋刀鱼会过期，肉罐头会过期，连保鲜纸都会过期，我开始怀疑，在这个世界上，还有什么东西是不会过期的？"

有的人很执着，就像孩子似的，认定一件事情就不肯止步，不管这件事情现实与否、正确与否。如此这般，就容易钻进"牛角尖"。

一只老鼠钻进牛角，一直钻到快没路了，还在闷着头往里钻。牛角对老鼠说："朋友，这是牛角啊，你越往里钻，路越窄，你还是往后退吧。"

老鼠不服气，说："做事情应该百折不挠，绝不后退。"

牛角听后，十分无奈，说："可你走的路是错的呀！"

老鼠不信，说："我从出生起就在钻洞过日子，怎么会错呢？"

于是，老鼠继续使劲儿向前钻，直到钻进了牛角尖，身体被牢牢地卡住了，它进也进不去，出也出不来，最后被活活闷死在了牛角尖里。

这只老鼠就像生活中的很多人，固执地坚持着不该坚持的，最终造成巨大的精神内耗。坚持是一种美好的品质，每当遇到难以继续下去的事情时，我们往往会鼓励自己再坚持一下。然而有时候，坚持并不是最好的选择。有的人不管坚持的结果是什么，只知道一味地坚持，固执地在一条路上走到黑。

世界上很多事，并不是"头脑一热向前冲，就能成功"。命运就像个神秘的指挥家，有时候我们拼尽全力，也未必能得到想要的结果。如果一味地强求，抑郁、绝望、焦虑等情绪便会将我们淹没。更不要说很多事情一开始就是错的，越坚持错得越多。就好像所爱非良人，还固执地一往情深，最终受伤的只能是自己；所选非擅长，还固执地刻苦钻研，最终也无法走向顶端。如果走进的是一条死胡同，那最后只能被撞得头破血流。

所以，有时候理智的放弃比无谓的坚持更明智。就像前面有道高墙，我们尽力去爬，爬得过去最好，爬不过去也不要勉强。在浩瀚的世界里，人类终究是渺小的存在，有太多的不确定，也有太多的无能为力。我们要学会接受那些无法改变的安排，学会得不到的就不要强求。有些东西是你的，不用争；不是你的，强求也没用。当我们学会顺其自然，就会发现，上天在给你关上一扇门的时候，一定会为你留一扇窗的。

有一名负责运送精神病人的司机，因为疏忽导致车上三名精神病人逃跑了。为了保住工作，这个司机谎称可以免费搭车，然后将三名乘客冒充作精神病患者送进了精神病院。

当三名乘客知道真相后，为时已晚，于是想尽办法逃离精神病院。第一名乘客想通过渊博的知识，证明自己精神正常，于是告诉护士："地球是圆的，兵马俑在西安，广东省的省会是广州……"但是没等他把话说完，护士就给他打了一针，他昏昏沉沉地睡去后，便不再说话了。时间一长，他自己都开始怀疑，过去的生活是不是自己臆想出来的。

第二名乘客试图通过专业的学识来证明自己是正常的，他告诉护士，他是××大学的教授，圆周率是 3.1415926535897932384626……还给护士讲相对论是怎么回事。然而，护士没等他说完，也给他注射了一针，他也不再说话了。渐渐地，他开始怀疑，自己是不是一开始就住在精神病院。

第三名乘客什么都没做，他就像正常人一样，该吃饭就吃饭，该睡觉就睡觉，每天将自己居住的房间打扫得干干净净，当医护人员照顾他时，他还会礼貌地说谢谢。一个月后，医生觉得他康复了，就让他出院了。

出院后，他第一时间报了警，带着警察将另外两名乘客救了出来。

人生的答案不止一种。面对正确的选择时，坚持就是胜利；面对错误的选择时，随机应变、识时务者方为俊杰。

正所谓：人生有所求，求而得之，我之所喜；求而不得，我亦无忧。唯有坦然地接受和看开，才能更好地启程。

02 错过了阳光，还有月光

有人说，人生最大的悲哀不是爱而不得，而是错过。或是错过一段刻骨铭心的感情，或是错过一个珍贵的机会。那些还未开始就结束的遗憾，就像心口的一颗朱砂痣，经久不忘，每每想起，都懊悔不已。

或许你曾假设出无数个"如果"：如果当初我换个专业就好了，如果当初我去另外一个城市就好了，如果当初我再努力一把就好了，如果当初我没有放手就好了，如果……可这么多的如果，却只有一个答案，那就是人生没有"如果"。就算让你有机会重新选择，大概率得到的也不会是称心如意，而是另一个烦恼。永远不要去美化那条未选择的路，也不要站在现在的角度去批判当时的自己，这没有任何意义。一味地沉浸在过去的遗憾里，只会让你错失今天的美好。就像泰戈尔在诗中所说的那样："当你为错过太阳而哭泣的时候，你也要再错过群星了。"

从前有一座寺院，每天都有很多人到这里烧香拜佛。有一只蜘蛛在大殿的横梁上结了张网,每天都接受着香火和祭拜的熏陶,渐渐有了佛性。

就这样,一千年过去了。一天,佛祖来到这座寺院,看见寺院里香火旺盛,十分高兴。离开的时候,他偶然发现了房梁上的蜘蛛,于是停下脚步,对蜘蛛说:"你我相见,算是有缘,我想问你个问题,看看你修行了一千年,得到了什么真知灼见。"蜘蛛觉得十分荣幸,连忙答应了。佛祖问:"世间什么是最珍贵的?"蜘蛛回答:"世间最珍贵的是'得不到'和'已失去'。"佛祖听了,摇摇头离开了。

佛祖走后,蜘蛛继续在寺院里修炼,很快又过了一千年。一日,佛祖又来到寺院,向蜘蛛问道:"还是一千年前那个问题,世间什么是最珍贵的?"蜘蛛说:"世间最珍贵的是'得不到'和'已失去'。"佛祖摇摇头,又走了。

又一千年过去了。有一天,一阵狂风来袭,一滴露珠随着风落到蜘蛛网上。蜘蛛看着晶莹剔透的露珠,顿时心生喜欢。它每天看着露珠,觉得这几天是它这三千年来最开心的时候。当狂风再次来袭,吹走露珠的时候,蜘蛛感觉一下子失去了什么,寂寞和难过席卷了它的内心。

这时,佛祖再次来到寺院,又问了蜘蛛那个问题:"世间什么是最珍贵的?"蜘蛛的回答依旧是"得不到"和"已失去"。佛祖见蜘蛛如此坚持,便对它说:"那我让你到人间走一趟吧。"

蜘蛛到了人间,化身为一个名叫"蛛儿"的女子,再次遇见了露珠。蛛儿很开心,以为自己终于可以跟露珠在一起了,可露珠根本不记得她。几天后,皇上将长风公主赐婚给了露珠,将蛛儿赐婚给了太子芝草。

蛛儿知道这个消息后,悲痛欲绝,躺在床上不吃不喝。就在她奄奄一息之际,芝草来到她的身边,对她说:"那日,我在后花园中对你一见钟情,苦求父皇将你赐婚给我,如果你死了,那我也不活了。"说完,芝草拔出宝剑,准备自刎。

就在这时,佛祖出现了。他问快要灵魂出窍的蛛儿:"蜘蛛,你有没有想过,露珠是谁带来的?是风(长风公主)带来的,最后也是风将它带走的。露珠是属于长风公主的,他只不过是你生命中的一段插曲。而太子芝草是寺院门前的一棵小草,他看了你三千年,你却没有低头看过他。我现在再问你,世间什么才是最珍贵的?"

蜘蛛恍然大悟,回答说:"世间最珍贵的,不是'得不到'和'已失去',而是能把握住现在的幸福。"

人生最大的悲哀不是错过,而是没有珍惜当下。或许你失去了一个挚爱的人,但之后你会遇到一个更加合适的人;或许你丢掉了一份待遇不错的工作,但你还可以争取下一个工作的机会;或许现在的你迷茫不已,但你可以停下脚步,静静聆听一下内心深处的声音。人生无法十全十美,不管怎么活都会有遗憾。很多事就算能重来一遍,以当时的心智和阅历,你还是会做同样的选择。所以,没有必要后悔,更不必沉浸在"已失去"当中。

人生只有一次,不贪恋,不挽留。放手失去,才能把握拥有。须知,有的人一旦错过,就再也遇不上了;有的事一旦结束,就再也回不去了。错过了就是错过了,再纠结,再不舍,也无济于事。人生没有回头路,只有转瞬即逝的当下与充满未知的将来。与其在懊悔中蹉跎时光,消耗自己,不如回到现实,充满热爱地奔赴下一场山海。

03 来日无多，须只争朝夕

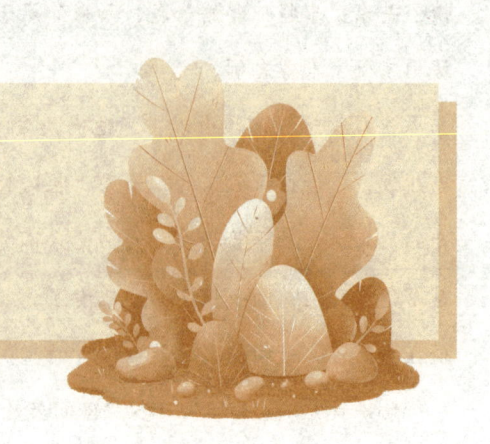

生活中，很多事情需要等待：坐公交要等，遇到红灯要等；把一颗种子埋到土里，要等它生根发芽，再等它开花结果；就连吃快餐，也要等上几分钟。

等待是生活的一部分，但并非所有事情都需要等待。有的人习惯等待，等有机会了，等有时间了，等有条件了，等有钱了……等来等去，等到最后，等没了健康，等没了机会，等没了选择，等来了遗憾，等来了后悔。

只会等待，会渐渐"等"出一种病态的心理，让人变得懒散、消极，丧失上进心。想要看书，但手里却刷着短视频，心里想着：等看完这段就去看书，于是在不知不觉中几个小时悄然而逝。这种消耗是日复一日、年复一年，且难以察觉的。等你意识到该做的事情还没有做时，时机早已过去了；当你意识到想见的人还没有见时，人已经远去了。

有一个科学家，他每天的工作就是在实验室做实验。有一天，一个女孩儿敲响了实验室的大门。女孩儿是他新来的助手，年轻美丽、活力四射。在日复一日的相处中，女孩儿喜欢上了科学家，并勇敢地向科学家表白了。

面对突如其来的爱情，科学家有些不知所措，他回答说："让我考虑考虑。"女孩儿听到这样的答案便回家了，之后再也没有来过实验室。而科学家开始沉浸在各种假设中，他甚至用做实验的方式来计算他们之间的感情成功概率，在反反复复的考虑中，他终于明确了内心的答案，那就是他也喜欢女孩儿。而此时，距离女孩儿向他表白已经过去了五年。

当科学家兴冲冲地来到女孩儿家求婚时，女孩儿的爸爸却告诉他，女孩儿已经是两个孩子的母亲了。

诗人余光中说："下次你路过，人间已无我。"这句话中的宿命感总让人产生一种莫名的伤感。可这偏偏就是人生的真相，明天和意外，谁也不知道哪一个会先来。所以，人生不能等待。

贫穷时不能等，越等越习惯贫穷，最终会庸庸碌碌地过一辈子；有梦想时不能等，岁月不饶人，越等越没有心气，越等越没有能力去实现梦想；学习不能等，知识跟不上了，就无法梦想成真；孝顺父母不能等，子欲养而亲不待，等来等去，等来的是父母一天天老去，等来的是再也无法回报父母的遗憾。

想做的事情不能等待，如果我们总在等待一切就绪，那我们将永远无法开始。人生短暂，等待得越久，浪费的时间就越多。

一个刚过30岁的人写信给一个百岁老人，诉说内心的苦恼。这个年轻人是一名医生，但他从小就喜欢写作，一直梦想着成为一名作家。对医生这个职业，他说不上厌烦，但也不喜欢。他想改行去写作，但又觉得自己年龄有点大。

老人收到信后，立刻给年轻人回了一封信："做你喜欢的事情，哪怕你现在已经80岁了。"有了老人的鼓励，年轻人毅然决然地放弃医生的工作，开始走上了文学创作的道路，并最终成了一名作家。他就是日本大名鼎鼎的作家渡边淳一，而鼓励他的老人就是美国著名的原始派画家摩西奶奶。

摩西原本是美国弗吉尼亚州的一名普通农妇。76岁那年，摩西由于身体原因无法再进行劳作，于是转身投入了自己喜欢的绘画中。她从未接受过正规的绘画培训，但对绘画的热爱让她爆发出了惊人的创作力。80岁那年，摩西在纽约市举办了个人画展，引起了全世界的轰动。她在101岁去世时，为世界留下了1600多幅画作。

人生短暂，不要让无数的心愿在等待中落空。喜欢的事情就大胆去做吧，不用担心有没有结果，享受过程本就很美好；也不用担心别人的眼光，你的优秀始于你的努力与坚持；更不要等待别人来改变你的生活，你的生活由你主宰，想要改变，就自己去努力。

花开成景，雨落成诗。不为过去而遗憾，不为未来而忧虑，只要把握好当下，便不负时光。

04 专注眼前事，不必胡思乱想

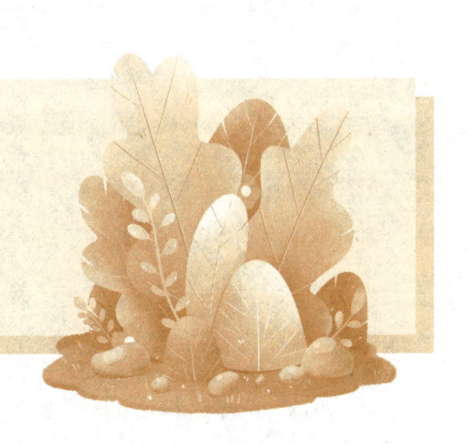

心理学著作《你好，焦虑分子！》中讲过一个数据，某机构对 2000 名成年人的调查发现，72% 的人认为生活中让他们焦虑的事情越来越多了。

孩子成绩不好，担心孩子以后考不上好大学，找不到好工作，一辈子碌碌无为；

父母年纪大了，担心他们万一生病了，没钱治病怎么办；

工作上犯了点小错误，担心给客户留下不好的印象，担心会影响自己的职业生涯，担心失业后的生活；

……

这些来自未来的焦虑，不过是我们自己提前预设了种种困难和挑战，这些让我们担忧的事情，不过是我们胡思乱想的结果，不一定会发生。然后，明明什么都还没有发生，自己的内心已经崩溃，就像杞人忧天一样，除了让自己深陷在精神内耗的泥淖中，没有任何意义。

一个人在路过一家农场时，看到一个农夫，便问道："你的麦子种了吗？"

农夫摇摇头，说："没有。我看天气不太好，担心会下雨。新种的麦子万一淋湿了，那可怎么办？"

那人又问："那你的蔬菜种了吗？"

农夫再次摇摇头，说："没有。我怕这个季节有虫子，新种的菜要是被虫子咬坏了，那可怎么办？"

那人不解："那你都种了些什么呢？"

农夫回答："什么都没种，我担心新种的作物会遭遇变故，必须等到所有条件都稳当了再说。"

这个世界本就是变化无常的，这一刻看到的东西，下一刻或许就会变化。人生就像一场充满未知的旅程，我们永远无法预知终点在哪里，我们唯一可以控制的就是现在。只要将注意力和情绪留给此时此刻，不去纠结那些尚未发生的事情，未来自然会从无数个专注当下的时刻中孕育而出。所以，不必为了明天而忧虑。

"天下本无事，庸人自扰之"，如果不想自己的担忧成为现实，就要学会专注于眼前。让自己忙碌起来，用充实的生活去替代那些无谓的忧虑。当我们迈出这一步时，所有的疑虑和不安都会烟消云散。

有一个家境贫寒的年轻人，从小就下定决心，要用自己的双手闯出一片天。

然而，在他好不容易攒够了创业的资金时，他存钱的那家银行却倒闭了。他深受打击，并得了抑郁症。

得知这个消息后，他绝望至极，每天都生活在惶恐不安中。就在他想要结束自己的生命时，他看到了一句话："生命就在你的生活里，就在今天的每时每刻中。"这句话像阳光一般照进了他的心里。是啊，事已至此，无论怎么活都是活，于是他选择了坦然面对。

没想到，当他整个人打起精神时，他的身体也开始好转起来。几年后，他成就了一番事业，实现了自己的梦想。

著名作家林语堂先生说："一个人心中有了那种接受最坏遭遇的准备，才能获得真正的平静。"当意外突然来临时，每个人都会感到焦虑不安。但很多事情并非我们能预料的，想太多，也只会徒增烦恼。

担心孩子成为一个没出息的人，那就从现在开始教导孩子如何成为有用的人；担心会和爱人分离，那就珍惜当下在一起的时光，就算最后真的分开，至少想起在一起的时光时，内心能充满欢喜。当一个人敢于直面生活中的难题，不计较过去的得失，也不担心未来的变数，清醒地活在当下的时候，他就拥有了重要的力量。该吃饭时，就好好吃饭；该睡觉时，就安心睡觉；该工作时，就努力把工作做好。

没有必要提前焦虑，也没有必要预支烦恼，生活就是见招拆招，日落归山海，山海藏深意。回头看看，你已经不知不觉挺过了很多磨难，练就了一边崩溃一边自愈的能力。

世间事，该来的躲不掉，若无闲事挂心头，便是人间好时节。专注于每一个当下，心无旁骛地做好当下之事，就能摆脱内耗，治愈自己，把人生过得有滋有味。

05 太注重结果，多半事与愿违

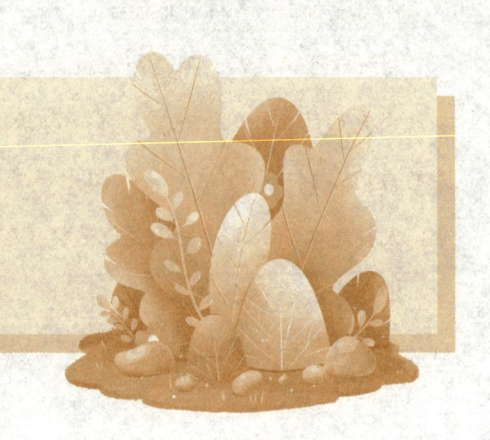

无论做什么事，我们都希望得到一个好结果，似乎只有这样才不枉费自己所付出的努力。这种心态在一定程度上可以激励我们努力奋斗。

但是，当我们太在意结果时，对失败的恐惧就会随之而来，这会让本来轻松、愉快的心理变得沉重和焦虑起来，让整个人沉浸在对结果的患得患失中，从而把自己逼上精神的高压线。怀着这种心态去做事，即便是自己擅长的事，也会出现决策失误或行动误差。

一个名叫瓦伦达的高空钢索表演者，他的表演技艺精湛绝伦，在他的演艺生涯中，从未犯过一次失误。

有一次，马戏团迎来了一场十分重要的演出，前来观看的观众都是美国知名的人物。鉴于这场表演的重要性，马戏团决定让瓦伦达上场。如果演出成功，瓦伦达不但可以奠定自己在杂技表演界的地位，还能为马戏团带来前所未有的支持和收益。

因此，从演出的前一天开始，瓦伦达就开始仔细琢磨每一个动作、每一个细节，为了能达到一鸣惊人的效果，瓦伦达还决定不用保险绳走钢丝，因为多年来，他从未出现过错误，所以对此有百分之百的把握。

然而，在演出过程中，瓦伦达却失去了往日的从容与稳健，他刚刚走到钢索中间，仅做了两个难度并不大的动作之后，就从10米高的空中摔了下来，不幸身亡。

事后，瓦伦达的妻子在接受采访时说："他太渴望出色地完成这次表演了，这反而让他没法专心脚下的路。"

无论做什么事，太看重结果，就会陷入无尽的担忧，反而容易事与愿违。因为当我们的大脑被各种欲望填满时，身体就会被压得喘不过气来，在这样的重荷之下，自然很难把事情做好。因此，我们不妨放平心态，只管尽力去做，至于结果如何，顺其自然。就像种下一颗种子，如果我们天天盼着开花，难免会有所失望。可是，当我们享受每天浇水、施肥的过程，就会自然而然地等来开花、结果。相反，如果我们一开始就盯着结果，太在意、太执着，就会让自己陷入焦虑的内耗中。

一个小僧人问禅师："师父，以我的资质，多久可以开悟？"

禅师说："十年。"

小僧人又问："如果我勤学苦练，又需要多久能开悟呢？"

禅师说："二十年。"

小僧人不解，又问道："如果我不眠不休，夜以继日地修禅，又需要多久能开悟呢？"

禅师回答："永远无法开悟。"

小僧人更加迷惑了，为何越努力越无法开悟呢？

禅师说："因为你只在意修禅的结果，哪还有时间关注修禅的过程呢？"

  有时候我们太注重结果，就会忽略了最开始做这件事的意义。当有一天，我们不再只注重结果，不再只在乎成功，而是尽心去做，去追求自我的成长，我们的人生才真正开始。

  "尽人事，听天命"，这句话既体现了一种积极进取的态度，同时也包含着对自然规律的尊重。我们既要为目标而努力，又要懂得珍惜努力的过程。就算暂时无法获得我们想要的结果，我们的努力所产生的作用也会在日后一点一点地反馈给我们。

  所谓成功，并不是一个单一的结论，许多事情在做的过程中，就已经实现了它的意义。生命是一趟有去无回的列车，每个人的终点都一样，不一样的是过程。只有尽可能地让过程多彩一些，才能不枉此生。

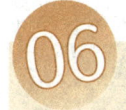

06 与其开口埋怨，不如动手改变

人生在世，每个人都会遇到一些不满的事情。或许是对现在的工作不满，觉得大家越来越"卷"，工作时间越来越长，收入却"停滞不前"；或许是对现在的生活不满，觉得房价贵、物价贵、看病更贵，压力与日俱增，幸福值却直线下降；或许是对周围的人不满，爱人不够体贴，孩子不够优秀，朋友不够意思。

当现实与期待出现差距的时候，我们的心里就会产生不满。不满的时候，适当地抱怨一下，发泄一下情绪，这没什么。但如果让自己掉进抱怨的陷阱里，稍有不顺就抱怨，就会越陷越深，最后陷入无尽的沮丧和焦虑中，看不到希望。

曾国藩参加科考六次，都没能上榜，他的弟弟曾国华也是屡考不中。急性子的曾国华为此十分郁闷，将满腹牢骚都写在了寄给曾国藩的家书中。在信中，曾国华不但抱怨自己运气不好，没有遇到伯乐，还抱怨妻子对他监督不严。

收到曾国华的信后,曾国藩十分生气,回信怒批道:"无缘无故抱怨上天,埋怨他人,运气只会越来越差。"

将"抱怨"两个字拆开来看,"抱"是拥抱,"怨"是怨气。如果我们经常拥抱怨气,好运气怎么会眷顾我们呢?不但不会眷顾我们,还会让我们的生活变得更糟糕。《不抱怨的世界》中有这样一句话:"焦虑和愤懑解决不了任何问题,反而会加重心理负担,消耗我们的精力。"因为抱怨会蒙蔽看到希望的眼睛,意味着你放弃了希望,承认了失败,拒绝了解决问题的方案。一件本可以解决的事情,因为抱怨,解决之路可能就被堵住了。所以有人说,废掉一个人最快的方式,就是让他一直抱怨。

如果你对现状不满,要做的不是抱怨,而是改变。将所有的负能量转化为动力,调整心态,继续前行。态度改变了,你的心境和处境就会随之改变。抱怨停止了,你就已经走在通往成功和幸福的大路上了。

当你对工作不满时,不妨反思一下,是不是自己做得不够好?是不是自己现在的能力无法应对工作的难度?如果你已经很努力了还是无法适应工作的要求,那么你可以换个工作。

当你对生活不满时,不妨改变自己的消费习惯,努力提升自己的经济水平,同时培养健身的习惯,让自己有个好身体。实在不行,你可以换一个生活节奏更慢一些、幸福指数更高一些的城市生活。

当你对周围的人不满时,不妨改变自己。伴侣不够体贴,你就学会爱自己;孩子不够优秀,你就接受孩子的平凡,只要他们健康、快乐就好;身边没有知心朋友,就用心经营自己的朋友圈,相信真心总能换来真心。

当你开始积极地改变自己时，你会发现身边的一切都在改变。当你更加努力地工作时，领导会看到你的付出；当你以乐观的态度面对生活时，生活也会以温柔拥抱你；当你对周围的人多一些关爱，少一些挑剔时，会发现周围的每个人都有着不同的人格魅力。

人生不如意事十之八九，与其把时间耗费在抱怨上，不如用心打磨更有韧性的自己，尝试改变自己。当你把主动权握在自己手里，你会发现，曾经的磕绊都只是助你不断向上的垫脚石。

你若爱，生活处处都可爱；你若感恩，生活处处可感恩；你若改变，生活事事可改变；你若放宽心，生活时时是晴天。

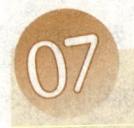

07 关注所拥有的，看淡所没有的

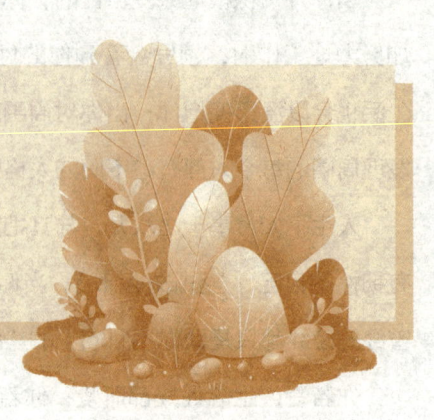

在这个世界上，美好的事物太多了，豪华的别墅、高档的轿车、名牌的包包和服饰、年轻的身体、美丽的容颜、自由自在的生活……我们希望拥有一切美好，但一切美好不会只属于一个人。于是，我们的痛苦就来了，总是在为自己得不到的美好而失落。与此同时，我们也忽略了自己所拥有的一切。

有一部名为《I NEED》的短片，短片的开始是一个饥饿的小女孩儿，她只想拥有能填饱肚子的食物。当她吃饱喝足以后，又想要一张温暖、舒适的大床。当她躺在大床上舒舒服服地睡了一觉后，又渴望拥有一套属于自己的房子。后来她有了房子，又开始想要车子、家具和各种好看的饰品……

最后，这个小女孩儿在追寻欲望的过程中逐渐迷失了自己，既看不到自己所拥有的一切，也忘记了自己最初想要的只是填饱肚子。

人人都有欲望，欲望是我们追求更好生活的动力。但欲望就像水，心就像海绵，如果海绵遇到过多的水，就会过度膨胀。有了健康想要金钱，有了金钱想要地位，有了地位又想要长生……当我们被膨胀的欲望淹没时，当我们总是盯着自己所没有的而难过时，就会沉浸在得不到的痛苦中无限内耗。

其实，想活得轻松一点很简单，看淡自己所没有的，多看自己所拥有的，你会瞬间觉得自己很"富有"。

苏格拉底是古希腊思想家、哲学家。有一次，一个学生向苏格拉底请教："这个世界上什么东西最珍贵？"

苏格拉底没有直接回答，而是领着他去访问了一个在河边晒太阳的老人。年轻人向老人提出了同样的问题，老人颤颤巍巍地站起来，羡慕地看着年轻人容光焕发的脸庞，说："在我看来，世界上最珍贵的东西是青春。你看看你，拥有青春是多么美好啊！可惜，青春对每个人来说只有一次，我无法再拥有它了。"

苏格拉底又带着学生来到一个有钱人的家里，学生向有钱人提出了同样的问题，有钱人回答说："在我看来，世界上最珍贵的是友情。我没钱的时候，拥有一群真心实意的朋友，可是当我有钱后，身边都是虚情假意的人。"

然后，苏格拉底又带着学生去拜访一个声望很高的人，这个人声名远扬，家中门庭若市。学生问了这个人相同的问题，这个人回答说："在我看来，世界上最珍贵的是宁静。每天来我家拜访的人络绎不绝，我已经很久没有睡过一个好觉了。"

苏格拉底带着学生一路问下去,每个人的回答都不一样,但又都有一个相似点——他们认为的最珍贵的东西,都是他们已经失去或即将失去的东西。

苏格拉底对学生说:"孩子,你知道世界上最珍贵的东西是什么了吗?他们每个人所说的最珍贵的东西,你全拥有,青春、朋友、宁静、健康、快乐……所以,你应该珍惜,珍惜你所拥有的一切,因为这就是最珍贵的。"

当你开始关注自己都有些什么时,就不会为了逝去的青春而苦恼,反而会为自己拥有了更多的人生见识而欣慰;就不会为了失去的友谊而难过,反而会为自己拥有了更高层次的交际圈而自豪;就不会为了失去宁静的生活而烦恼,反而会为自己能影响更多的人而骄傲……

生活如一面镜子,心中有,便有;心中无,便静;心中空,便悟;心中欲望太多,反会成为累赘。关注所拥有的,看淡所没有的,就是人生最大的幸福。

和自己好好相处,
走出人际内耗

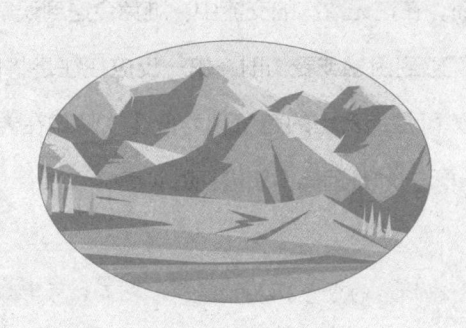

好的人际关系让我们感到幸福,不好的人际关系让我们感到痛苦。

——德国作家　斯蒂芬妮·斯蒂尔

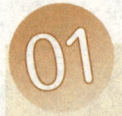

01 成熟的标志，是学会从自身找原因

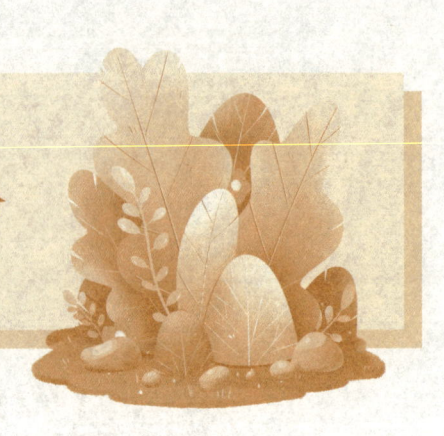

人与人之间的相遇，就像星辰交会于夜空，每一次的碰撞都可能擦出不同的火花。然而，在这无数次的交流中，难免会遇到误解、冲突或不愉快的经历。当我们感到困惑或受伤时，第一反应往往是将目光投向外界，寻找问题的根源。可是，真正的智慧和力量往往隐藏在内心的深处——多从自己身上找原因，才是远离情绪内耗的关键。

松下电器是全球知名的电子产品制造商。然而，多年前，松下电器曾面临了一次巨大的挑战。当时，整个行业业绩下滑，很多销售商损失惨重，甚至到了濒临破产的地步。为了扭转局面，销售商与松下电器的高层进行了一场深入的研讨会。

在会上，高傲的松下高层觉得自己的产品没有任何问题，业绩之所以下滑，那是销售商的销售能力有问题，于是将责任都归结在了销售商身上。销售商则认为，自己的销售能力没有问题，问题出在产品身上。于是双方展开了激烈的辩论,现场的气氛一度降至冰点。

看着大家各执一词、互不相让的样子,松下幸之助突然醒悟过来:如果大家都只会相互指责,那么问题永远无法解决。他意识到,只有双方都放下成见,共同探讨问题的根源,才能找到解决之道。

于是,松下幸之助站了起来,一改之前咄咄逼人的态度,诚恳地检讨了自身的问题。销售商们见状,也不好意思再争执下去,开始反思自己在销售策略上的不足。

最终,双方达成共识,共同制定了新的销售策略,最终化解了这场危机。

作家亦舒说:"每个人说另外一个人,道理总是一箩筐一箩筐,丈八的灯,照见别人,照不见自己。"我们总是善于发现他人的过错,却忽略了自己的不足。如果我们能少指责他人,多反省自己,就能减少自己犯错的频率;如果我们能欣然接受他人的批评,我们就能在不断的自我反省中实现自我提升和成长。

拿破仑小时候有些顽皮。他身材强壮,经常凭借体力逼迫哥哥替他写作业。直到有一天,哥哥忍无可忍,对他说:"你只不过比我强壮一点而已。"这句话深深刺激了拿破仑,他意识到自己不能永远依靠体力欺负别人,而应该用知识和能力证明自己。

从那以后,拿破仑开始努力学习,逐渐养成了自律和自省的习惯。他反思自己的行为,意识到自己过去的错误,并决心改正。最终,他凭借努力考入法国顶尖的军事院校,29岁便成为炮兵准将,后来更是成为欧洲的传奇人物。

接受批评并进行自我反省，是实现自我成长的重要途径。只有正视自己的不足，才能不断进步。从心理的角度来说，当我们一味地从他人身上寻找问题时，往往会忽视自身的问题，如此一来，同样的问题还会再次出现。我们仍旧无法从问题中解脱出来。而且，我们的指责还会换来他人的指责，他人的指责又会让我们陷入情绪内耗中。

因此，与其总是审视他人的错误，不如多从自身找原因。当我们面临他人的指责时，不妨停下来思考一下：这些指责是否反映了某些事实？它们能否帮助我发现自己未曾注意的问题？如果答案是肯定的，我们就应该勇敢面对、欣然接受，并以此为契机，不断提升自己。

真正厉害的人遇事懂得反观自省，向内归因，在错误中强大自身，在困境中破局重生。

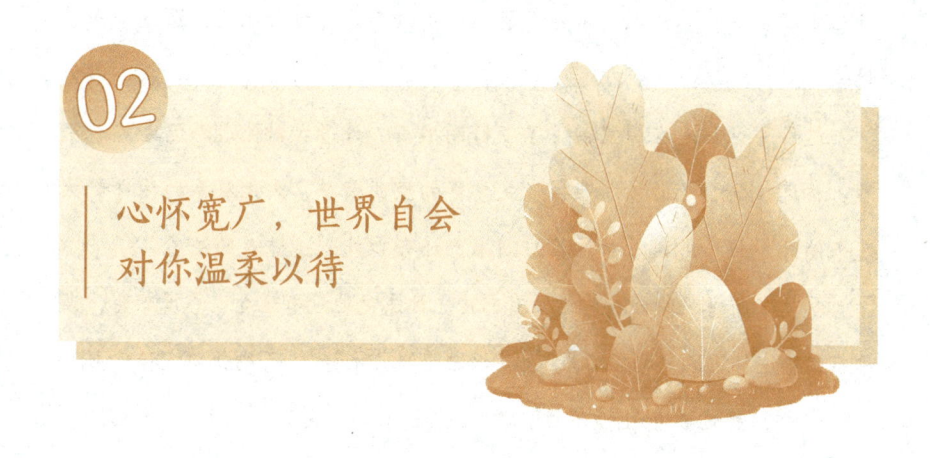

02 心怀宽广，世界自会对你温柔以待

每个人都是独一无二的，有各自的观点、生活方式和经历。形形色色的人们生活在同一个世界上，既让这个世界充满了多样性，又难免让人与人之间产生各种矛盾和冲突。

生活中，我们时常会遇到与自己想法不同的人，他们的言论和行为有时会让我们感到不满，这时候，我们想找出别人的错误来很容易，但是想容纳别人的错误就很难了。

作家林远曾在他的作品《往事如风》中，讲述了一段与堂兄林志的旧事。

林志小时候性格倔强，因为一件小事与村里的张老师产生了矛盾。那时，学校组织集体活动，张老师无意间让林志在同学面前出了丑。尽管事后张老师多次道歉，甚至用自己的积蓄给林志买了礼物，但林志始终耿耿于怀。后来，林志渐渐长大，成了村里的活跃人物，却对张老师处处刁难，甚至联合其他人排挤她。最终，张老师因为种种压力，黯然离开了村子。

这件事让林志在村里留下了不好的名声，许多人对他敬而远之。多年后，林远凭借自己的才华获得了文学界的至高荣誉，久未联系的林志突然发来消息，热情地说要帮他推广新书，还夸口能创造惊人的销量。

林远了解堂兄的为人，便没有回应。林志见他没有理会，态度骤变，声称自己知道林远的"两件旧事"，要求他花钱"化解"，否则就要宣扬出去。

起初，林远心中气愤不已，甚至想反击。他敲下一行字："堂兄，既然这样，我也说两件事吧。第一，当年你……"但写到一半，他停下了。望着窗外的夕阳，他想起过去的种种，心中的波澜渐渐平息。最终，他删掉了那些话，只回复了五个字："谢谢，不必了。"

林远的选择并非怯懦，而是历经岁月后的豁达。他明白，人生最难得的不是争一时高低，而是以宽广的胸怀接纳过往，以平和的心态面对纷扰。真正的修养不在于计较，而在于包容。

一般情况下，家人之间的包容越多，家庭就越和睦。家庭是社会的基本单元，也是我们心灵的避风港。在家庭中，成员朝夕相处，彼此间的互动和关系质量直接影响到每个家庭成员的幸福感和整个家庭的和谐度。古人言："家和万事兴。"家人之间多一些包容，不仅能化解日常生活中的小摩擦，还能加深彼此之间的理解和爱意，使得家庭氛围更加温暖、和睦。

一般情况下，爱人之间的包容越多，婚姻就越幸福。当两个来自不同背景、有着不同性格和习惯的人共同生活时，难免会遇到各种各样的挑战。那些能长久维持幸福婚姻的夫妇往往具备一个共同的特点——对彼此的高度包容。包容不仅是处理矛盾的有效方式，更是加深爱情、促进婚姻和谐的关键因素。包容是一种力量，让夫妻俩为美好生活共同奋斗；包容是一份礼物，给予爱人更多的爱与关怀；包容是一座桥梁，缩短了两颗心灵的距离。

一般情况下，朋友之间的包容越多，友谊就越深厚。朋友之间难免会有意见不合或行为上的差异，朋友之间表现出更多的包容，不仅能化解日常生活中的小摩擦，还能加深彼此之间的理解和信任，使友谊更加坚固和持久。真正的朋友不会因为彼此的不完美而疏远对方，反而会在相互包容中找到更深层次的情感纽带。

一般情况下，同事之间的包容越多，工作环境就越和谐。工作中难免会出现各种各样的问题，当每位同事都能以包容的态度面对这些问题时，就能避免许多矛盾和争执。同事之间表现出更多的包容，不仅能建立更加和谐的工作关系，还能促进团队协作和个人职业发展。

包容是幸福的秘方，也是保持关系长久的秘密。没有包容，再亲密的关系也会越来越生疏；缺少包容，再深厚的感情也会变得薄弱如纸。

其实，人生哪有那么多如意之事？万事多半只能求半称心。聪明的人都懂得在追求美好的同时，也容纳那些有瑕疵的人或事。常言道，心宽一寸，路宽一丈。在这个纷繁复杂的世界里，我们无法掌控他人的行为，但可以选择自己的态度。包容不仅仅是察人之难、谅人之过，也是放过自己。它是对他人的善待，也是对自己心灵的救赎。在包容中，我们学会了理解，学会了放下，也学会了珍惜。

03 你恐惧的不是社交，而是自己

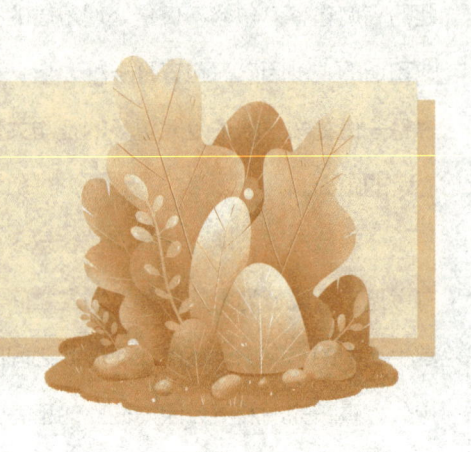

现在，很多人喜欢开玩笑说自己是"社恐"，他们是不是真的"社恐"不好说，但"社恐"这个理由确实可以作为很多人的"社交护身符"。

真正意义上的"社恐"，全称为"社交恐惧症"，是一个心理学上的专业术语，指的是个体在社交场合中感到强烈的恐惧和焦虑，从而避免或限制社交活动。

从这个意义上看，生活中大部分自称"社恐"的人，其对社交的恐惧并没有严重到"社交恐惧症"的程度，他们仅仅是在某些特定的社交场合和情境之下，才会感到不适和回避，不能算真的"社恐"，准确地说，应该是"社交焦虑"，即在与某些人交往的过程中，产生不舒服、不自然、紧张甚至恐惧的情绪。

患有"社交焦虑"的人，通常具有以下特征：

可以发信息，就绝不打电话；

一有集体活动,就想方设法逃避;

在聚会活动上,他们总是安静地独自用餐,很少参与交谈;

路上遇到认识的人,赶紧低下头假装看手机;

不喜欢逛街,只喜欢网上购物,非逛街不可的话,也尽量不跟导购说话;

出门的话,手机、耳机、钥匙是必备的三件套;

…………

凡是需要与人沟通的活动,对他们而言都是一种巨大的挑战。这样的人在生活中有很多。

尽管他们时常感到孤单,却还是会婉拒大多数邀约,觉得独处才是最放松的状态。与人交谈时,他们总是不自觉地回避眼神接触,害怕对方看穿自己的想法。面对新环境(比如转学或换工作)时,他们最担心的就是不得不重新建立人际关系。需要主动开启话题时,他们的大脑会突然"宕机",完全不知道该怎么接话,只想赶快逃离人群。

其实,社交焦虑的本质并不是对社交的恐惧,而是不肯接纳自己。这类人为何会感到社交焦虑?本质正是他们没办法接受自己的缺点。他们希望自己在外人眼里完美无缺,不希望自己的缺点暴露在他人眼中。因此,在面对社交焦虑时,他们往往采取回避的方式,来缓解自己内心的焦虑和不安。这样不仅会让他们越来越损耗自己的能量,还会让他们停滞不前。

如果你真的不喜欢与人打交道,不社交也不会妨碍你的正常生活,那你完全可以对此置之不理。但如果你需要社交,如果你看到别人在社交场合里游刃有余时十分羡慕,那你就需要面对社交焦虑,战胜社交焦虑,虽然不一定非要成为"社牛",但至少要能够正常、简洁地与人沟通与交流。而战胜社交焦虑，需要我们从内心真正地接纳自己。

小北害怕与人接触，和陌生人说话都会紧张得发抖。他的社交焦虑来自小时候，父母离异后，严厉的父亲成了他童年的阴影——饭粒掉在桌上会挨骂，久而久之，他养成了独自躲在房间吃饭的习惯。在学校里，老师的漠视让他彻底封闭自我。初中辍学后，他两次尝试工作，但都因社交焦虑而逃离。他的世界越来越小，窗帘永远拉紧，耳朵里经常塞着耳机，连出门买东西都成了一场煎熬。最后，他不得不通过接受心理治疗来面对自己的社交焦虑。

在心理咨询师的建议下，小北开始尝试"暴露疗法"。他每天对着镜子练习微笑，想象自己站在人群中的场景。起初，光是想象就让他手心冒汗，但他坚持着，一遍遍地默念："我可以的。"

渐渐地，他感受到了自己的改变，从一开始主动跟家人、朋友说话，到后来能和邻居轻松寒暄。他开始参加社区活动，虽然仍会感觉心跳加速，但是他不再逃避。终于有一天，他鼓起勇气参加了公司的团建活动，并在众目睽睽之下唱了一首歌，台下响起的掌声让他第一次体验到了被接纳的温暖。此时，他才发现，原来过去的社交焦虑不过是自己给自己设下的"牢笼"，只要敢于迈出第一步，那些看似坚固的壁垒便会逐渐瓦解。

其实，对任何一个患有社交焦虑的人来说，只要你鼓足勇气跨出第一步，就会发现，社交并没有你想象的那么困难。只要你愿意接纳自己，不管是那个高光的自己，还是那个无助、脆弱的自己，你就能掌控一切。

04 面对讨厌的人,不纠缠、不理会

古人云:"物以类聚,人以群分。"人与人之间的差距,往往比物与物之间的差距大得多。所以,我们很容易遇到那些与我们三观不合、话不投机的人,这样的人可能出现在我们的生活圈,也可能出现在我们的工作圈。

他们或许不是坏人,但他们说的话、做的事却总是让我们讨厌。面对自己不喜欢的人,有必要时可以当众翻脸,但是大多数时候,翻脸并不是最好的选择,最有水平的处理方式是不纠缠、不理会。

在电影《蛮荒故事》里有这样一个片段:

男主是一名成功的律师,他开着一辆豪华的汽车行驶在乡村的小路上,被前面一辆旧皮卡车挡住了道路,于是他按了按喇叭,结果对方不但没有让路,反而降低了车速。男主几次想要提速超车,都被旧皮卡车挡住。终于男主超车成功,在两车相会的一瞬间,男主对着旧皮卡车里的壮

汉骂道:"你真是个不要脸的乡巴佬!"说完,还对着车内的壮汉做出了鄙夷的手势。

接着,男主便一脸得意地开走了。然而,没过多久,他的车子就爆胎了。就在他停在路边更换轮胎时,那个壮汉追了过来。男主连忙躲进车里,壮汉则拿着扳手,狠狠地砸向了他车子的前挡风玻璃,还跳到了他的车顶上撒尿。

面对壮汉的羞辱,男主怒火中烧,发动车子,直接撞向了壮汉的车子,将壮汉的车子顶到了桥下。谁知壮汉竟从桥下爬了上来,如果这时男主驾车离开,那么事态不至于扩大。但男主不但没有离开,还想再次撞向壮汉,结果因为车轮还未拧紧,导致车子也冲到了桥下。

如果此时壮汉离开,那么他们之间都还有一线生机,但壮汉也没有离开,而是进入车内跟男主厮打了起来。最后车子爆炸,只留下两具缠斗在一起的尸体。

如果他们二人之中,有一个人愿意不再纠缠下去,那么悲剧都不会发生。生活中有太多寻衅滋事、无事生非的人,他们的目的就是惹你生气、看你翻脸,你越气急败坏,他们越肆无忌惮、幸灾乐祸。与这样的人纠缠,只为证明自己的骨气和尊严,等于在浪费自己的时间,消耗自己的能量,让自己也变成那样的人。

刘震云在《一句顶万句》中说:"人要一赌上气,就忘记了初衷,只想能气着别人,却忘记也耽误了自己。"人一旦被讨厌的人牵着鼻子走,就会丧失理智而失去自我,容易忘了什么才是最重要的事情,不仅在不值得的事情上耗费了时间,还耽误了自己的前程。

不要让你讨厌的人，轻易地把你也变成令人讨厌的人。生命宝贵，遇见讨厌的人，懂得看轻，置之不理，才是最好的回击。

吕蒙正是北宋初期的宰相，也被称为拥有真才实学的状元郎。在他刚刚上任宰相时，很多人不服。有一天，吕蒙正入朝时，听到别人说："这样的人也配当宰相？"与吕蒙正同行的人听了，十分气愤，想要追查此人，吕蒙正却假装没听见，并制止同伴继续查下去。

下朝后，其他人还在为吕蒙正打抱不平，纷纷劝说吕蒙正要彻查到底。吕蒙正却说："如果我知道了姓名，就会难以忘记，不如不知。至于他说什么，我何须在意，又没有什么损失。"

我们风尘仆仆地来到这个世界，不是为了不喜欢的人活着。遇见不喜欢的人，不纠缠，趁早远离，不是放过他，而是放过自己。遇见讨厌的人，不在意，沉默应对，不是软弱的表现，而是避免纷争的智慧。

不必为不喜欢的人或事浪费自己的时间和精力，看不惯，便不看。努力做好自己，沉淀自己，更换圈层，向上社交，去结交能力更强、人品更优秀、做事更有智慧的人。当我们的心境变了，世界就大了，问题就小了；当我们的圈子变了，就能甩开那些讨厌的人，迎来那些优秀的人；当我们的经历丰富了，智慧增加了，境界就更高了，看不惯的人或事就更少了；当我们站得足够高了，离成功越来越近了，那些令人讨厌的声音也就越来越小了。

人生海海，和而不同。你只需知道，前方有更好的人和事在等着你。

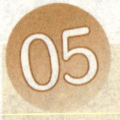

05 宁愿孤单，也不委曲求全

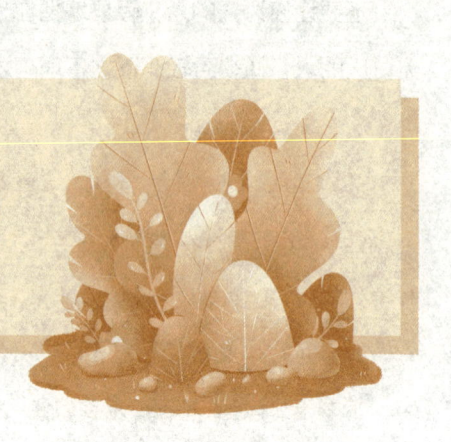

如果问一个人最害怕什么，那"被孤立"一定会登上榜首。因为人是一种社会性动物，必须依赖社会群体才能生活。表现最明显的，就是原始社会时期，人类想要生存下来，就必须依赖同伴提供的信息、分享的食物和相互之间的保护。一旦自己被群体排斥了，就意味着被宣判了死亡。

这种害怕被排斥的恐惧一直深深印刻在人类的基因里，哪怕到了当今世界，人们还是害怕自己被周围的人孤立。在害怕被孤立的恐惧之下，很多人会选择委屈自己的内心，放低自己的姿态。尤其是在社交中，当人们发现自己不受重视或是不被接纳的征兆时，更是会不自觉地降低自尊，并采取一定的行动改善他人对自己的看法。

有的人害怕被孤立，会说一些口是心非的话，表明自己的立场与他人一致；有的人害怕被孤立，会勉强自己去接受一些本不喜欢的事物，表明自己跟他人有一样的爱好；还有的人害怕被孤立，会委屈自己去服从别人，表明自己是值得被喜欢、被信任的。

然而，这样的委曲求全只能换来表面的平静，一次、两次没关系，时间久了，就会造成严重的心理负担。不去社交，害怕成为"孤家寡人"；继续社交，又让自己的内心疲惫不堪。更重要的是，这个弱点会被有心人利用，让自己成为他人情感操纵和精神控制的对象。

在日剧《凪的新生活》中，女主大岛凪是一个普通的上班族，生活毫无追求可言。为了保持和周围的人步调一致，她勉强自己迎合别人。

在职场上，同事在工作中出错了，只要向她投来"求助"的眼神，她就会立刻心领神会地主动认领错误，只为了换取同事的认可。明明自己带了午饭，还是配合着同事一起去餐厅吃饭。

结果，她换来的不是同事的喜欢，而是被人使唤来、使唤去。在一次加班中，大岛凪发现同事丢给她工作，并不是因为家里人受伤了，而是为了跟朋友出去聚餐。事后，同事还说她好骗，只要说几句夸她的话就行了。

在爱情里，男友说喜欢又顺又直的发型，天生自来卷的她，每天早起一个多小时，偷偷用夹板将头发烫直。然而，就在她满心期待地等着男友跟她结婚时，却无意中听到男友对她的调侃，称她为"小气的女人"。

她时时小心翼翼地迎合着他人，结果在住院时，却没有一个人关心她；过生日时，也没有一个人给她发祝福的信息。

孤独确实很可怕，它可能会让我们觉得自己一无是处，还可能会让我们觉得人生失去了奋斗的方向，但比孤独更可怕的是你努力合群的样子，这比孤独更加孤独。

有句话说得好："融不进的圈子不必硬挤。"如果一个圈子与你格格不入，那么你不必委屈自己去迎合他人，就算你低入尘埃地硬挤进去，可能也只是圈内的隐形人而已。就像电视剧《三十而已》中的顾佳，费尽心机挤进了富太太圈，努力地讨好，到头来还是富太太们眼中的小丑。

但这是顾佳的错吗？当然不是，同时也不是富太太们的错，错的是大家的三观、能力和思想都不同。所以，当你周围的人不认可你，并试图孤立你时，不要怀疑自己的价值，更不要为了争取他人的认可而卑躬屈己。你只需要换一个环境，仍旧做更好的自己，就能吸引到与你志同道合的人。

剧中，大岛凪幡然醒悟，她认识到，在这个世界上没人关心自己也是正常的事情。那些不爱她的人，其实也不是她真正爱的人。于是她放弃了一切，带着 100 万日元和一床被子，搬到了东京的郊外，重启自己的人生。

在那里，她学会了独处，她不必再为每天早晨起晚了会迟到而焦虑，也不必去应付复杂的人际关系，更不用时刻担心别人会不喜欢自己。她只需要在简陋却温馨的房间里睡到自然醒，让自己充满活力地过好每一天。

与此同时，她也结识了一群有意思的邻居。一个看似生活潦倒的老太太，实际上却是一个生活很有情调的人，喜欢看电影和做甜点，并梦想着到全世界她喜欢的电影拍摄地旅游，然后在旅途中死去。老太太不为任何人而活的生活态度再一次让大岛凪认识到：自己不需要说别人想听的话，不需要做讨别人欢心的事，做真正的自己，才能吸引来真正吸引自己的人。

当我们鼓起勇气去面对孤独，当我们拥有不讨好任何人的勇气，当我们不再为害怕被孤立而战战兢兢，就会意识到：孤独其实是一个人的狂欢；猛兽总是独行，牛、羊才会成群结队，而我们的孤独，虽败犹荣。

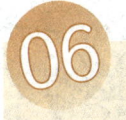

06 越爱面子，越容易内耗

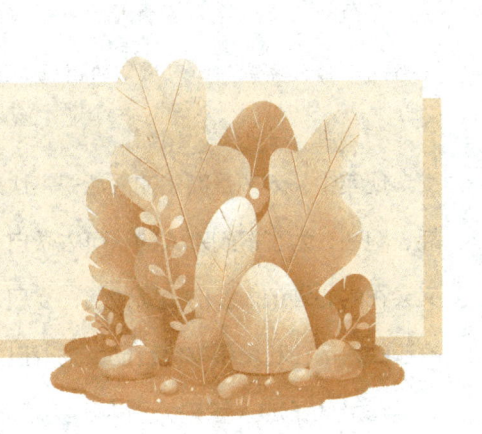

鲁迅先生在《且介亭杂文》中说："面子是中国人的精神纲领。"有的人为了面子，装聪明、装富有、装自信、装能人，甚至不懂装懂。还有的人将面子看得比命都重要。

爱面子，归根结底就两个字——虚荣。而这种追求面子的行为恰恰反映出了人的内心深处的脆弱与自卑。

在电视剧《金粉世家》中，富家少爷金燕西喜欢上了穷人家的女孩儿冷清秋，他们跨越种种艰难在一起后，最终却落得个劳燕分飞的结局。

究其原因，跟金燕西的好面子脱不了关系。二人结婚后，金燕西明知道冷清秋不喜欢他花天酒地到半夜才回家，他却放不下少爷的面子拒绝那些邀约，夜夜晚归。他跟女明星交往过密，也只是怕旁人说他"结了婚，就怕老婆"。后来金家失势，金燕西没有经济来源，冷清秋劝他谋个正经差事做，他却觉得那样没面子，花钱依旧大手大脚，没钱了就到处借钱花。

处处讲面子的金燕西快乐吗？并不快乐。他只是在用虚荣心构筑的空中楼阁中自我麻痹。面对现实的困境，他无法放下身段，最终失去了一切。

现实中，太多爱面子的人活得不快乐也不自在。他们一方面拧巴、内耗、胆怯，为了得到别人的认可去做自己内心并不想做的事情；另一方面又会在内心堆积很多的负面情绪：委屈、愤怒，觉得自己不被尊重，觉得身边的人都在利用和欺负自己，觉得自己是被迫去做自己并不想做的事。

在爱面子的人看来，别人不经意的一句话、一个眼神，可能都是原罪。而且，越是长期处于这种敏感、脆弱、自以为是的心理状态下，人越容易陷入内耗。

所以，爱面子的结果是什么呢？就是自己活受罪！人生被面子所束缚，无法享受生活本身的简单乐趣。

就像流浪汉为了面子，不好意思要饭，结果被活活饿死；

就像夫妻吵架，为了面子，不肯服软道歉，结果劳燕分飞；

就像店主为了面子，不好意思要账，结果店倒关门；

就像差生为了面子，不好意思向他人请教，结果自己走很多弯路；

……

面子有时候就是人生的绊脚石，其实，那些让我们不好意思开口的事情有时对方根本不在意；那些让我们觉得丢人的事也没有人会一直记得；那些看似重要的面子问题很多时候是我们自己给自己设下的枷锁。一个人越是执着于那些无足轻重的面子，处处都要表现出强大的自尊心，就活得越辛苦。当我们学会看淡面子，反而能活得更自在。真正强大的人将面子视如敝屣，他们更注重内在的成长和实际的成就。

《一代宗师》中有一句台词："人活在世上，有的活成了面子，有的活成了里子。而只有里子，才能赢得真正的面子。"学会放过自己，无论是出错了，还是出丑了，都不要觉得自己的面子就没了。真正厉害的人是不那么在乎面子的，他们时刻保持着开放的心态，关注着自己的成长。

某大学的博士生李某因为送外卖被嘲笑给母校丢了面子，给博士生丢了面子。

面对外界的嘲笑，李某毫不在意，他并未觉得送外卖就低人一等，反而觉得送外卖也是一份正经的工作，能让他自食其力，有稳定的收入来源。

李某之所以送外卖，并不是因为他能力不济。事实上，李某在学校时期潜心研究，表现优异，积极参加各种活动，赢得了多项大奖。然而，在他读博时期，儿子患上了暴发性心肌炎，住进了医院的急救室，经历了4次病危抢救。高昂的医疗费让李某变得身无分文，还向亲戚借了不少钱。他选择送外卖，是为了尽快还清债务，给孩子治病。

李某看似丢了面子，实则为自己挣回了里子。作为一个父亲，他选择了责任和担当；对于亲戚、朋友，他选择了诚信和感恩。他的人生无愧于自己，无愧于他人。

人生不可能永远一帆风顺，经历过低谷，饱尝过辛酸，就会明白：相比生存，面子真没那么重要。好面子的生活不过是活给别人看的，太过看重面子，最终只能活成别人眼中的一个笑话。

真正的体面是在内心深处坚守自己的信念和尊严，不为外界的眼光动摇，超越自己，换得新生。丢下面子，大胆地生活吧，你没那么多观众。

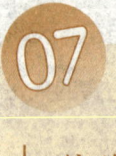

07 彼此关心，但不过度干预

有时候人和人关系好，便容易失去边界感，过度关心对方，甚至想对他人的生活施加影响，梦想成为他人命运的主宰。然而，人只能做好自己，永远无法完全管控别人。

为什么我们无法完全管控别人呢？因为这个世界上没有真正的感同身受，我们无法完全理解他人的内心世界。

母亲节前夕，女孩儿小 A 积极地在办公室里找同事团购花束，她的本意是让大家都能以优惠的价格给母亲买上一束美丽的花。然而，其中一个女孩儿小 B 却拒绝了她拼单的好意。小 A 有些不解，解释道："你放心吧，我对比了很多家花店，他们家物美价廉，给我们的绝对是全城最低价。"但小 B 还是摇头拒绝了。

这让小 A 有种"狗咬吕洞宾——不识好人心"的感受，甚至还腹诽小 B 的心思，认为她抠门得连束花都不舍得送给母亲。直到半年以后，小

A才在偶然间得知，小B的母亲早已去世，所以才拒绝了她的拼单请求。

刘亮程的散文《寒风吹彻》中有句话说："落在一个人一生中的雪，我们不能全部看见。每个人都在自己的生命中，孤独地过冬。"走在人生的旅途上，每个人都有自己的苦楚，受了多少委屈，有多难受，除了自己，没有人能感同身受。因此，不轻易评判他人是对其最好的理解和支持。

因为你的标准答案，不见得是别人的最优解。孟子早在两千多年前就告诫我们："人之患，在好为人师。"大部分人都不喜欢别人给自己讲道理，对于人生，每个人更喜欢自己去探索、去体验。

有一位导演曾分享过发生在他身上的一件事，当初他为了精进摄影技术，参加了一个摄影培训班。因为自己有一些摄影经验，所以在课堂上他总是有意无意地帮助别人，指点那些比自己年纪小的同学。

课程结束后，大家需要组队共同完成小组作业。那些曾经得过他帮助的人都愿意跟他组队，他觉得自己的技术得到了认可，心中暗自欣喜。然而，当最后交作业时，他才发现，那些平时受他指导的同学，其实都有着不错的摄影技巧，有的甚至在他之上。

马克·李维在《偷影子的人》中写道："你不能干涉别人的生活，就算是为了对方好，那也是他的人生。"我们常常以为自己在帮助他人，却忽略了每个人都有自己的智慧和选择。你要做的是放下助人情结，尊重他人的命运。

因为人生的路只能自己走，坎坷也好，平坦也罢，终究需要自己去面对和解决。

我们一味固执己见地干扰他人的生活，只会把自己拖入泥潭无法自拔；同情别人的生活不如意，就擅自出谋献策，替别人抉择方向，往往会遭人诟病；惋惜别人怀才不遇，就主动为他人规划未来，往往会骑虎难下，后患无穷；不顾他人的意愿，习惯用自己的认知去做"为他人好"的事，往往会遭人唾弃。

人与人之间最大的障碍不是地域，不是财富，不是审美，而是对世界的认知。每个人的生活轨迹和价值观都不同，强行干预别人的人生只会给自己或他人带来更多困扰。所以，不要轻易给别人建议，谁也不能保证自己的人生经验就足以去指导别人的人生。

"做自己，莫渡他人"是一种生活智慧。修好自己，才能看清世事；守好初心，才能安然无恙。这个世上，每个人都有属于自己的人生路，你替不了别人走，别人也替不了你走。对于他人的生活，我们通常能做的就是尊重和理解。

当然，这并不是让我们成为一个自私自利的人，而是让我们尊重他人的边界，不越俎代庖，不将自己的意愿强加于人。与人相处最舒服的距离就是彼此关心，但绝不过度干预。

别那么敏感，迟钝一点挺好

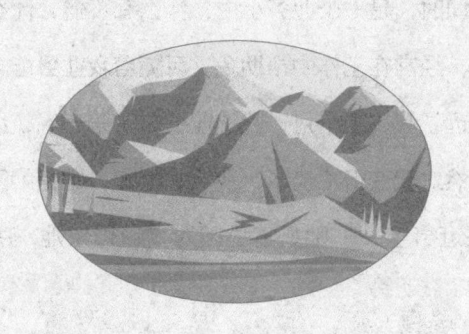

钝感是我们赢得美好生活的手段和智慧。

——日本作家　渡边淳一

01 以诚相待，不要轻易揣摩

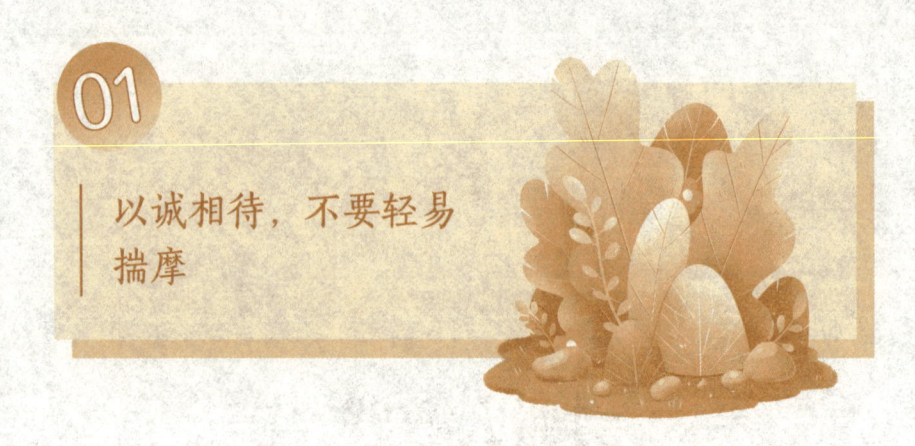

有网友在网上诉说了一段自己的真实经历：

"我刚到公司时，是一个业务小白，什么都不懂，什么都不会，周围的人对我很友善，经常在工作中帮助我。可随着我业务能力的提升，我发现大家都逐渐疏远了我。上个月，我的业绩拿了第一名，结果平时跟我挺要好的同事，突然对我变得冷淡了，我请她吃饭，她拒绝了，但转身就跟其他同事一起去逛街了……她是不是因为我超越了她，所以对我心怀怨恨呢？"

其实很多人都遇到过这样的社交困境，一旦对方的态度变得冷淡，自己就会陷入精神内耗，开始揣测对方的想法，反复琢磨对方对自己的看法，并试图从中找出解决方式去修复两人之间的关系。

适当地分析他人，是我们在社交过程中为自己建立安全感的一种手段。但如果分析过度，将他人的每一个小表情、每一个小动作都作出过度的解读，最后转为在自己身上寻找问题，就容易产生精神内耗。

一个女孩儿下班后与同事出去吃饭。开始时，两人相谈甚欢。中途，同事看了一眼手机后，表情就变得严肃起来，之后跟女孩儿交流的语气也变得非常冷淡，对女孩儿提起的话题，也是有一搭没一搭地敷衍了事。

同事的态度让女孩儿开始猜测：难道是有人在她面前说了我的坏话？还是我的哪项工作没有做好，被她发现了？她的样子看起来很生气，我该怎样才能补偿她？要不要请她喝杯咖啡？猜到最后，女孩儿甚至都想要拿起同事的手机看一看，到底是不是自己猜测的那样。

就这样，女孩儿怀着忐忑不安的心情过了一段时间，其间还因心理压力太大哭了两次，甚至产生了离职的打算。结果就在她犹豫要不要离职的时候，意外得知了一个消息：同事离婚了，据说是有人拍了她丈夫与情人的照片给她，她才发现了丈夫的婚外情，果断地选择了离婚。

原来，那天吃饭时，同事突然情绪大变，就是收到了丈夫出轨的证据，跟自己没有丝毫的关系。

诚然，我们与人相处时，要学会看脸色，懂得见机行事，但如果过度分析别人的一举一动，失去理智思考的能力，就会变成情绪的"提线木偶"。比如，我们和一名女士聊天，对方说："我下午喜欢坐在咖啡馆里，点一杯冰美式，要一块小蛋糕，看着夕阳西下。你呢？"

此时，如果我们认为对方只是在说自己的兴趣，并认为她的兴趣十分小资、高雅，那是正常的。但如果我们对此进行过度解读，可能就会认为：她这样说是什么意思？难道是觉得我家境不好，想在我面前表现出她的优越感？还是想炫富，说明她天天不用上班，还能过上悠闲自在且高雅的生活？

这看似很荒谬，但这样做的人不在少数。很多人在猜测别人的心思、解读别人的用意、反复琢磨别人的言行的过程中，忘记了最有效的沟通方式——不过度分析对方，以诚相待。

其实，在与他人交往的过程中，猜测别人的想法很多时候是没有必要的。你所猜测的别人对你的厌烦、对你的针对、对你的不喜欢，不一定是真实的，还会给自己增加假想敌和烦恼。与其费尽心思地揣摩别人的想法，不如清晰、有效、礼貌地表达自己的心声。

美国企业家亨利·福特说："你不能通过谄媚或猜测他人的心思来赢得朋友。"越是真心的朋友，越希望双方能够以诚相待。同时，只有在乎自己的感受，懂得表达自己的心声，你才能得到对方的理解和尊重。

02 想得太多，注定不快乐

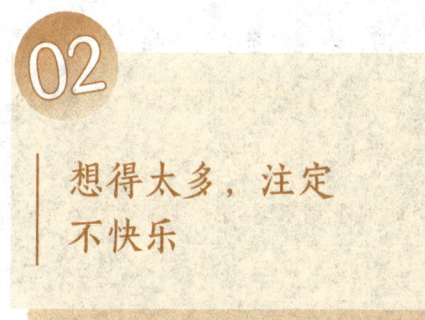

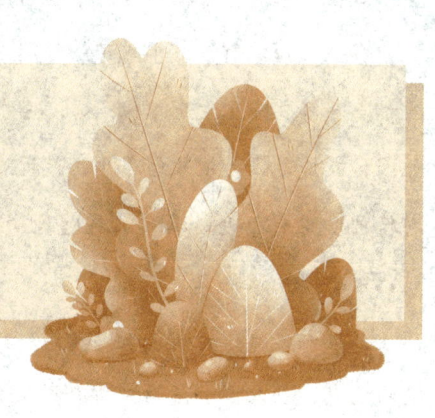

你是否有这些困扰：

别人变换一个眼神，你就觉得其中别有深意；

别人说一句话，你就要想很久这句话背后的缘由；

不管在什么场合，你都要猜测别人对你的看法；

…………

你小心翼翼地与这个世界相处，最后得到的却是他人的责备："你太敏感了，你想得太多了。"于是你开始审视自我，可是审视来审视去，发现自己就是别人说的那样，于是自我否定和心情低落便随之而来，有时候，还会在精神内耗与情绪反刍中自我折磨，陷入深深的痛苦中。

叔本华说："人性最特别的弱点，就是太在意别人如何看自己。"时刻思索着：做得好会怎样，做不好会怎样；希望做得好，又害怕做不好……各种焦虑、担忧就这么一点点消耗了能量，拖垮了人生。

心理学家迈克曾接待过一个名叫霍尔的患者。

有一次睡觉前,霍尔看了一眼朋友圈,发现同事艾伦给他们的共同好友都点了赞,唯独没有给他点赞。霍尔立马开始猜想艾伦没有给他点赞的原因,或许是因为他业绩平平,最近没有什么升迁的希望,所以艾伦才会忽略他。这样一想,霍尔又觉得所有的同事都不喜欢他,因此越来越难过,结果整夜未眠。

第二天,霍尔送女儿去幼儿园。到了幼儿园才知道自己看漏了老师发的群消息,幼儿园有活动,所有家长都要穿礼服,而霍尔却没穿,女儿因此被取消了参加活动的资格。看着女儿失落的样子,霍尔先是十分自责,随后又觉得自己没出息,所以才让家人受到排挤。

之后,霍尔日渐消沉。别人不经意的一句话,都能让他陷入自责和难过之中。他开始失眠、脱发,人变得越来越憔悴。

对于太过敏感的人来说,外界的一举一动都会令他们心神不安。在别人看来是无所谓的小事,在他们心中就是翻不过去的大山;对于别人来说是无须介意的人,在他们那里就成了人生的拦路虎。别人说的话,他们会反复思量;别人做出的行为,他们会反复分析动机。

人的时间和精力有限,想得太多,就会产生严重的精神内耗,反而没有能量去做好的事情、对的事情。《被讨厌的勇气》一书中说:"不揣测任何人的想法,不去设想一些没发生的事情,简单点,钝一点,慢一点,你会发现你过得很自在。"

战国时期,商鞅在秦国实施变法。为了得到百姓们的信赖,商鞅在南城门竖了根木头,并在旁边贴了一张告示：谁能将这根木头搬到北门,就奖励十两金子。

面对这样的好事,百姓们议论纷纷,但谁也没有动手去扛木头,生怕自己成为别人口中那个"贪财"的人。于是商鞅将赏金提高到了五十两,面对诱人的赏金,许多人想要,但又害怕被周围的人指指点点。

就在大家犹豫之际,一个年轻人扛起木头就走,一直搬到了北门,领取了五十两黄金,其他人见状,后悔不已。

越在意别人的眼光,越会畏畏缩缩;越在乎别人的评价,越会止步不前。杨绛先生在《一百岁感言》中说："我们曾如此期盼外界的认可,到最后才知道：世界是自己的,与他人毫无关系。"

如果你是出色的,不需要证明你是出色的,别人自然会看到;如果你是平庸的,不需要掩饰你是平庸的,别人同样会看到。所以,不要让别人的看法左右自己的人生,你只管做你认为正确的事情,就能活成你想要的样子。有时候,不看、不听、不想、不念,就是最简单的自我防护。

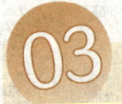

03 不一定要强大，但也别"玻璃心"

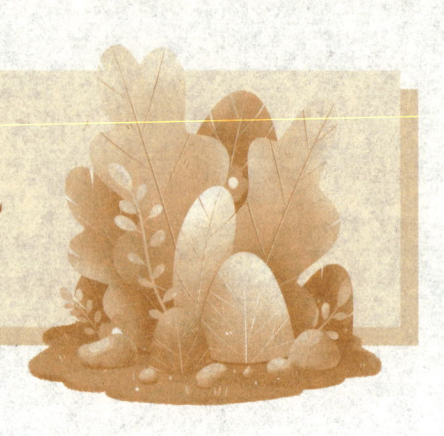

明明只是他人开的玩笑，却当成对自己的嘲讽；明明只是他人提出的不同意见，却认为对方是在针对自己；一旦遇到挫折或负面反馈，就陷入自我怀疑，认为自己"一无是处"或"永远做不好"；遇到不顺心的事时，反应比常人更激烈，可能痛哭流涕、暴怒，或长时间陷入消极情绪……

这种内心十分脆弱与胆怯的行为，是一种过于"自尊"的体现，现在人们称之为"玻璃心"。"玻璃心"的人敏感、自我、易心碎，一点风吹草动都会被他们无限夸大、扩散，任何委屈、无心之失都可能成为他们的致命伤。

吴王阖闾有一个小女儿，人称胜玉公主。胜玉公主从小就娇生惯养，自尊心极强。有一次，阖闾与人商讨伐楚的大事，胜玉公主在一旁玩耍。

到了吃饭的时间，餐桌上有一盘蒸鱼，阖闾吃到一半想起了旁边的胜玉公主，便将剩下的鱼赐给了她。岂料，胜玉公主却认为这是对她极大的侮辱，当场和阖闾耍起了脾气。阖闾也很生气，认为胜玉公主太骄纵了，便没有去哄她。谁知，胜玉公主竟一气之下自杀了。

受不了一点委屈，看不得一点脸色，因为一点小事就耍脾气，甚至做出极端的举动，这样的"玻璃心"不仅会让自己失去生命或陷入无尽的痛苦，也会让身边的人感到痛苦或疲惫。

其实，脆弱是人内心不可缺少的一部分，甚至人性中某些优良的品质都源自脆弱。强大固然好，但这不一定是每个人的标配，我们要允许自己有脆弱的时候。只是，当脆弱的强度低到影响我们正常的生活，我们已经无法处理停留在自己体内的垃圾情绪，每天要花大量的时间反复舔舐同一个伤口时，我们就需要给自己这颗"易碎的心"加一层"保护罩"了。

有着"玻璃心"的人有着跟自身能力不匹配的自尊心。当外界的真实评价和自己的期待不相符时，他们纸糊的自尊心就会被戳破，强烈的落差感就会让他们的内心感受到极大的伤害。

有着"玻璃心"的人看似是因为受到了外界的伤害，事实上并非如此，而是他们自己伤害了自身。当他们过度在意外界的时候，他们才会把外界的褒贬统统吸收，并自我放大，任其影响自己的情绪。

与其虚张声势地保护自己那点可怜的自尊心，不如坚定自己的内核，强化自己的实力。这是一个"任凭万箭穿心，仍百毒不侵"的过程，需要我们将自己的"玻璃心"不断地切割、打磨，最终变成一颗可抵千刀万刃的"钻石心"。到时候我们就会发现，曾经我们以为自己受不了的事情，其实也没什么；曾经我们认为自己碰到就会崩溃的事情，其实也能挺过去。

一位王子在皇宫里过着尊贵奢华的生活。每当听侍卫们提起那些遭受苦难和委屈的人，他总是会说："天哪！这要是换成我，肯定受不了。"然而有一天，一群反贼杀进了皇宫，王子被迫开始了颠沛流离的生活。

　　他曾经以为自己睡在茅草屋里，一定会彻夜难眠。然而当他奔跑了一天一夜后，他竟然能在马厩旁边的干草垛上一觉睡到大天亮。他曾经以为自己一定咽不下粗茶淡饭，然而当他饿了两天后，他发现一碗糙米饭他也能吃得津津有味。他曾经以为自己这辈子都不会低下高贵的头颅，卑躬屈膝，然而当他被人追杀时，他竟可以跪在地上求别人救他一命。

　　原来，没有什么是受不了的，只要你面对比你的"自尊心"更重要的东西，你会发现自己完全能够承受，你只是一直认为自己无法承受而已。

　　如果你认为自己无法承受被人拒绝的痛苦，那是你被拒绝得还不够多，若是你一天被人拒绝20次，那拒绝对你来说不过是家常便饭；如果你认为自己无法承受失败的打击，那是你失败得还不够多，若是你连续失败100次，那失败对你而言不过是成长的台阶；如果你认为自己无法承受孤独的煎熬，那是你孤独得还不够久，若是你独自一人度过无数长夜，那孤独对你而言不过是心灵的沉淀。

　　这个世界上最大的敌人是自己，最大的帮手也是自己。你若把自己当成玻璃杯，那当你受到撞击时，自然会碎成一地。如果你把自己当成一棵扎根于地下的树，那就算被人砍去枝丫，也不会动摇你的根基。

　　就如法国小说家莫泊桑所说："人的脆弱和坚强都超乎自己的想象，有时我们可能脆弱得因一句话就泪流满面，有时也发现自己咬着牙走了很长很长的路。"

04 期待太高,是一场灾难

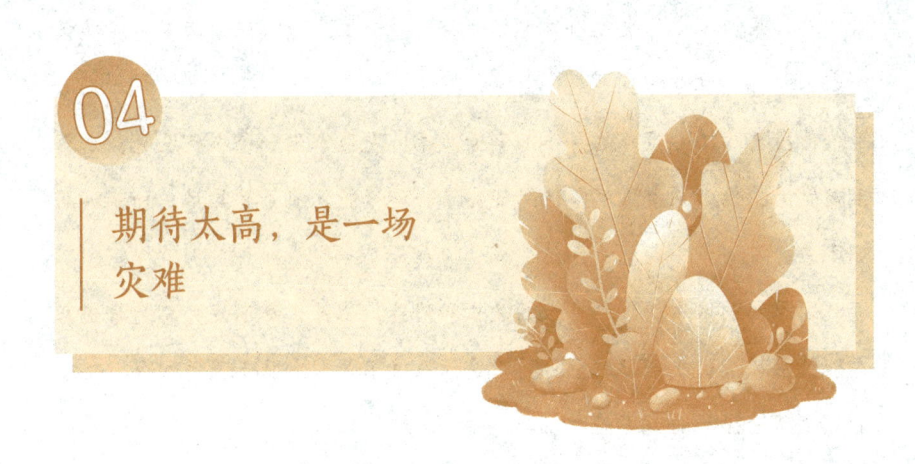

敏感能赋予人深刻的理解力、同理心以及丰富的创造力,但也容易使人眼里揉不得沙子,导致对他人期望过高,也对生活期望过高,期待高了,实现起来难度就高了。当别人的表现和自己的生活品质达不到自己的期望时,失望便会如影随形,随之而来的便是无尽的不满和抱怨。

一个老人得了癌症,平日住在女儿家,每次化疗后,都听不得吵闹,于是自己开车从城里回老家。他很希望老伴跟他一起回去,可是话到嘴边,却变成了"随便你,你自己看吧"。这样一说,老伴便很少跟着他一起回去,以为他一个人就可以。可是,他心里却觉得老伴不够关心他,否则怎么不自愿跟他一起回老家呢?

有一次,他从早上就开始做化疗。其间他不止一次想要打电话给家人,希望他们做点清淡的饭菜给他送过来。可是每次拿起电话,他都会想:如果他们关心我,就会主动打电话问我了。可是他一直等到下午三点钟化疗结束，家里人也没有来电话。临走时，医生嘱咐他，回家不能接触冷水，一定要注意保暖。

他拖着疼痛、疲惫的身体回到女儿家，发现家里一个人也没有，冰箱里是空的，什么菜都没有。他只能盛了一碗冷饭，泡了些热水，和着眼泪咽下去。

老人明明很希望得到家人的关心和陪伴，但什么都不说，总是希望家人能够主动提出或是做到。可再亲密的人也不是对方肚子里的蛔虫，又怎能完全猜透彼此的心思呢？

很多时候，我们之所以对他人抱有期待，是因为我们把彼此的关系想得太美好，总觉得他人就应该按照我们所预想的那样对待、支持自己。

心情不好时，好友就有义务听自己发牢骚，做情绪的垃圾桶；过纪念日时，爱人就有责任提早了解自己的喜好，准备好惊喜；遇到困难时，家人就应该搭把手，出钱出力帮自己解决问题。

作家马德说："我慢慢明白为什么我不快乐了，因为我总在期待一个结果。看一本书，期待它让我变得深刻；节食、游泳，期待能让我一斤斤瘦下来；对别人好，期待被回待以好。"一个人期待得越多，心思就越复杂；心思复杂了，生活就会过得越来越被动和疲惫。

心理学上有个"心理摆效应"：感情等级越高，呈现的心理斜坡就越大，就很容易向相反的情绪状态进行转化。换言之，对人对事的期望越高，失望也会越深。这世界没有那么多的"理所应当"，过高的期待只会让我们在虚妄的想象中迷失，忽略每个人的立场不同、角度不同，所做的选择也不同。所以，对人对事钝感一点，才能让自己少受伤害。

1994年，作家阿来的作品《尘埃落定》完稿，他满怀信心地将稿件投给多家出版社，结果全部被原样退回。面对这样的打击，阿来并未气馁，他觉得既然稿件被退回，说明作品还不够成熟，需要继续打磨。

于是，接下来的四年里，他每天坚持写三四千字，阅读三小时以上，不管再忙再累，从未间断。在一次笔会上，一个编辑问阿来最近有什么大作，阿来犹豫了一下，说自己有部作品被多次退稿。编辑听后，将这本小说的原稿带回了出版社，大家读后，觉得是一部难得的佳作，当天就决定出版这本小说。

就这样，1998年，阿来的《尘埃落定》终于问世，并迅速引起轰动，荣获茅盾文学奖。

如果阿来一开始就对作品出版抱有太高的期待，或许早已在失望中放弃了。

把期望降到最低，才能让有些际遇成为惊喜。降低对关系的期待，增强钝感，相处自安然；降低对结果的期待，脚踏实地，回报自然来。降低期待并非悲观，而是给自己留有余地，去接纳、去承受。

法国作家、哲学家阿尔贝·加缪曾写道："我并不期待人生可以过得很顺利，但我希望碰到人生难关时，自己可以是它的对手。"人生不如意才是常态，人心的变幻、生活的起伏、工作的压力都是无法避免的。与其因过度期待而精神内耗，不如降低期待，静待花开。

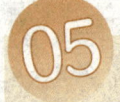

05 除了你自己，没人会真正在意你的一切

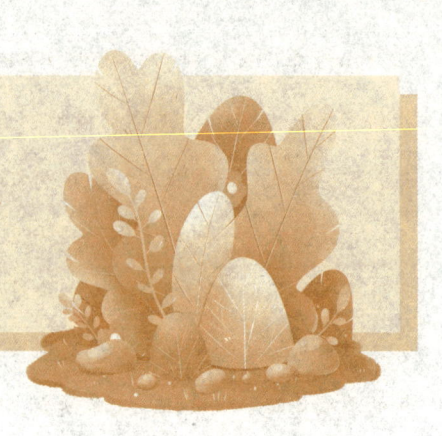

身处社会中，我们时常会不自觉地关注外界对自己的评价与看法，还常常将小事放大化，将简单的问题复杂化。比如，走在路上，总觉得周围的人在用奇怪的眼神看着我们，在这种心理驱使下，我们会下意识地加快速度，想要逃离。

就好像自己是站在舞台中间的检讨者一样，会被所有人注视着，并且总认为别人看不起自己，仿佛患了"被迫害妄想症"一般，时刻处于紧张的状态。

一个人不够强大的表现，就是认为别人对自己有恶意。可真实的情况却是，对方大概率是没有恶意的，只是自己做了过度的解读，不自觉地放大对方说话的情绪、做事的态度，并且把这解读为对自己不利。

有一个小女孩儿，因为跟邻居家患有口吃的小男孩儿学说话，自己也变得口吃。上初中时，她出落成了一个亭亭玉立的少女，但总因为自己口吃而自卑，不敢与人交流，生怕一张嘴，别人就知道了她的缺陷。

有时候老师提问，即便是自己会的问题，她也不会举手。偶尔被老师提问到，她一紧张，说话更是结巴了，甚至连一个完整的句子都说不出来，后来老师也不为难她了。渐渐地，她成了班里话最少的学生。班里有几个调皮的男生，总是故意逗她说话，她觉得他们是想看她出丑，所以不管男生怎么挑衅，她就是一言不发。时间久了，男生也不逗她了，这让她更寂寞了，因为她几乎没有朋友。下课时，女生们都聚在一起叽叽喳喳，只有她趴在桌子上看课外书。

初三时，她喜欢上了班里的一个男生。他是班里的文艺委员，班里的大小活动都由他主持操办。她默默关注着他，却从未敢表露心意。眼看就要毕业了，学校为毕业生举办了一场联欢会，她鼓起勇气报名了一个独唱——《明明白白我的心》。她想借这个机会向那个男生表白。

为此，她不知道练习了多少遍，直到她觉得完美无瑕了。到了毕业联欢会那天，男生作为主持人站在台上，她坐在台下，一直等待着男生念到她的名字。然而，她等啊等啊，一直等到联欢会结束，也没有念到她。她伤心至极，同时还有一种被羞辱的愤怒，她觉得是男生认为她口吃，不配站在台上。为此，她放弃了上高中的机会，她只想远离这些同学，到一个没有人认识她的地方生活。

多年后，同学聚会，同学们辗转打听到她的消息，邀请她参加。已经治好了口吃的她决定参加，她想让大家重新认识她。当她走进聚会现场，同学们惊讶于她的变化。在发言时，她第一个拿起话筒，她说到了那些逗她说话的男生，说到了那些将她排斥在外的女生，还说到了那个她喜欢的却取消掉她节目的男生。

大家听了，惊讶极了。女生们说，不叫她一起聊天，是因为注意到她总是在安静地看书，只觉得她清高，不愿意跟大家玩儿，从来不介意她口吃。男生们则表示，逗她说话只是觉得她吞吞吐吐说话的样子十分可爱。那个男生更是愧疚，解释说当年取消的节目是因为老师觉得那首歌不适合初中生唱，而他忘了跟她解释。

原来，她一直以为是大家看不起她，实际上看不起她的却是自己。

当别人发表意见，你就觉得是在批评你；当别人对着你笑，你就觉得是在嘲笑你；当别人聚在一起聊天，你就觉得是在议论你……其实，这些"批评""嘲笑"和"议论"早就存在于你的心中了，你在无意识中一直在审视和批评自己，并且会从他人的反应中去捕捉蛛丝马迹来印证"我不好"这一点。

这可能与你身边的人带给你的不安全感和对你长期的否定有关，也可能与你内心深处早已种下的悲观种子有关，还可能与你对自己缺少系统评价，导致你很容易受到他人评价的影响有关。所以你才像一个没有安全感的孩子，需要随时观察周围人的反应，来确定自己是否做"对"了，是否能让周围的人满意。久而久之，这些声音就留在了你的世界里，变成了你对待自己的方式，你对自己无意识的注意，使你不得不对外界更加警惕。

当你将注意力都放在外界时，自然会对外界的反应异常敏感。然而事实上，除了你自己，没有人会真正在意你的一切，别人也没有那么多时间总是批评你、嘲笑你、议论你。就算别人真的在意你的方方面面，真的时常批评你、嘲笑你、议论你了，又能怎样呢？最终的决定权在你手上，当你选择承认自己的价值，就没人能奈何得了你。

06 敏感戒不掉,那就和平相处

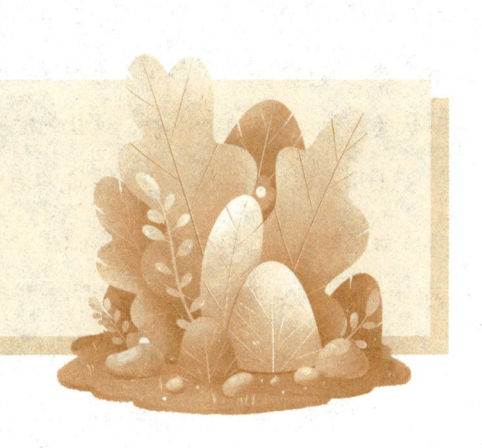

敏感让人感到痛苦,所以很多人想让自己变得迟钝一些。但迟钝也需要天赋,有的人即便用尽了全身的力气,也没办法变成一个迟钝的人。高敏感且不能和敏感特质和谐共处的人,便容易陷入内耗。

其实,高敏感也是一种人格分类,其存在就像血型一样,是人体正常工作所需要的一部分。据统计,世界上只有20%左右的人天生高敏感,与正常人相比,他们只是"杏仁核"等部位的反应更敏锐而已,他们的耳朵可以听到更广的频率范围的声音,他们的味蕾可以品尝出更多的味道,他们的鼻子可以更细致地辨别气味的成分。因此,对于周围的变化,他们总是能更加敏锐地捕捉到。

如果你对改变自己的高敏感无能为力,那不如就接受它,将它当作生活赋予你的一种天赋,然后利用它去发掘人生的更多可能性。

有一名歌手是一个高敏感的人。他曾经为自己的敏感焦虑不已,他不喜欢出门，也不爱与人打交道，害怕别人麻烦自己，也害怕自己给别人带去麻烦。他在做护士的时候，不知道是因为负责，还是因为焦虑，明明很好认的血管，他总是会扎错，这让他害怕给病人扎针。

生活和职场的不顺，让他总觉得自己是一个失败的人。直到有一天，他开始接触音乐，他的细腻与笨拙在音乐中得到了安放。他把生活中产生的细腻感受写成歌词，每一句歌词都能悄无声息地戳中人们的内心。

他将自己在医院实习时，渴望睡个懒觉的愿望写进了歌词中："每个早晨七点半就自然醒。"还将自己下了夜班，在凌晨时分去医院附近小摊上吃夜宵的经历写进歌词里：冒着热气的夜摊、路灯下约会的情侣、带着轻雾的黑夜，以及未竟的美满和平淡的遗憾……

正是敏感让他多了感知世界的触角，让他细心地捕捉到生活中那些一闪而过的瞬间，也让他的歌曲细腻、简单而又不失真诚，以极强的共情能力俘获了许多歌迷的心。

可见，高敏感并非弱点，反而具有深沉而柔和的力量。只是在没有完善自身内在系统和建立正确认知之前，这种天赋可能会导致讨好型人格，或因过度感知危险而特别缺乏安全感。但是在学会管理自己的情绪、建立正确的自我认知之后，这种天赋不但不会困扰你，还会帮助你。

高敏感的人通常共情能力都很强，能十分轻易地捕捉到周围人的情绪和需求，就好像拥有一种超自然的魔力一般。试想一下，当你身边有这样一个朋友，你不经意间流露出来的失落，他立刻就感知到了，并能及时地抚平你失落的情绪，你是会喜欢他，还是疏远他呢？相信大部分人都会选择前者。谁不喜欢一个知心的朋友呢？所以，在与人交往的过程中，高敏感的人往往能在极短的时间内取得他人的信任。只是，高敏感的人共情他人的时候，也别忘了照顾自己的情绪和需求。

高敏感的人在面对变化时，思考能力也比他人更强一些。比如在面对一件商品时，高敏感的人会考虑良久，经过深思熟虑后才会做出决定，这虽然让他们看起来有些优柔寡断，但也确确实实为他们规避了许多风险。所以，不要害怕自己是那个多想的人。有时候，思考的深度就是成功的深度。

高敏感的人拥有比他人更为丰富的内心世界。因为敏感，所以他们的想象力和情感都更加细腻，也因此，他们通常不害怕孤独，并且能在孤独中享受静谧而充实的时光，令自己的思想沉淀下来，去思考人生更多的可能性。闻到的花香，喝到的红酒，在他们的世界里，都能变得不同。所以，很多诗人、作家、画家、音乐家都是高敏感人群。作家赛珍珠也曾感慨："在任何领域，真正的创造性思维都是由一个天赋异禀的、有着超乎常人敏感度的人开启的。"

钝感一些固然好，但敏感也没有错，钝感和敏感就像硬币的两面，无所谓优劣。只要我们别将这种天赋视为负担，去学习如何发挥自己的性格优势，就能在自己的领域里大放异彩。

所以，就算周围的人都劝你"不要太敏感"，你也不要焦虑，不要因为少数人的不认可，就去否认和改变自己。当你有勇气正视自己的优、缺点时，世界才会更加辽阔。

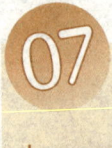

07 真正厉害的人，都有点"笨"

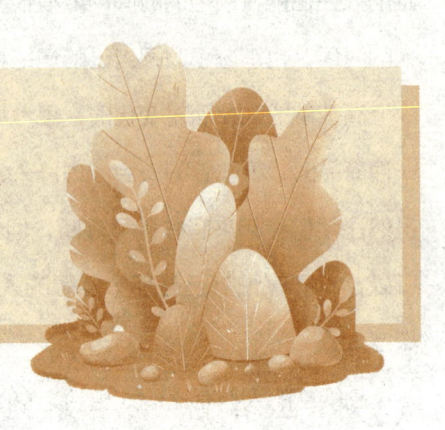

在我们的传统认知中，"笨"并不是一个好词，它往往意味着迟钝、不灵活，甚至被用来嘲笑和贬低他人。相反，"聪明"则被赋予了智慧、敏捷和优越的意味，成为人们赞美和追求的品质。

然而，很多人做不成事，并非因为不够聪明，而是因为"太聪明"。

比如，有的人减肥，先立下目标，然后开始每天跑步。坚持了一周、两周，一上秤发现体重没什么变化，便认为跑和不跑没什么两样，于是便放弃了。这个决定看似在"及时止损"，是个聪明的选择，实际上，这种"聪明"不过是短视的表现。

还有的人背单词，信誓旦旦地承诺每天背单词，坚持了几天、几个月，费尽心思地背了数百个、上千个单词，结果发现做阅读理解时还是看不懂。于是便认为自己不是这块料，还不如省下时间去做些更有用的事情。这看似是"自知之明"，是聪明的做法，但事实上，如果能坚持背下去，结果就会不一样。

生活中有些人的认识错位导致他们最终浪费了自己身上最宝贵的资源，叫作"肯下笨功夫"。

古往今来，那些成大事者大多有点"笨"。比如，曾国藩曾被称为"愚笨之辈"。

有一天，一个小偷藏在房梁上，本想等曾国藩入睡后再行偷窃。然而，曾国藩正在背一篇300字左右的文章——《岳阳楼记》，反复背诵却仍难记住。于是他便一遍一遍地诵读，非要等背下来才肯睡觉。小偷左等右等，就是不见他睡。于是忍无可忍，跳下来大叫道："这么笨，读什么书！"然后将那篇文章一字不落地背诵了一遍，扬长而去。

左宗棠评价曾国藩时，说他"其人正派而肯任事，但才具稍欠开展"。就连曾国藩本人也说自己是"吾生平短于才"。然而，正是这样一个笨人，却能在官场上稳扎稳打，步步高升，最终成为晚清重臣。

同样被称为"笨人"却成就非凡事业的，还有历史作家汪衍振。他为了写好《曾国藩发迹史》等小说，花了21年，查阅了近2000万字史料，每天只写100字，用了将近20年的时间，写了70多万字。

人们戏称他为"中国最笨的历史作家"。对于这个称号，汪衍振笑着说："我并不生气，'笨'是一种态度嘛，我最大的长处，就是能坐得住板凳。"

汪衍振一语道破了"笨人能成事"的真相，那便是心无旁骛，认准一条道走到底，一根筋式地不改初心，看似是笨，实则是通往成功的捷径。

他们的笨，很多时候不是真的笨，而是一种恰到好处的智慧，是一种大智若愚的人生态度。

　　因为有点笨，他们遇事肯听话照做，会内求，不会意马心猿；因为有点笨，他们做事总是脚踏实地、稳扎稳打，所以做的每件事基础都特别扎实；因为有点笨，他们想得简单，顾虑不多，所以烦恼就少很多。

　　生活中，太聪明的人往往不容易快乐，因为他们脑子里装的东西太多，考虑得太多，被很多负面情绪束缚。有时候，明白得越多，越是给自己增加负担。相反，没心没肺一点，将复杂的事情简单化，快乐和幸福就会来得快一点。

　　《道德经》中说："合抱之木，生于毫末；九层之台，起于累土；千里之行，始于足下。"成长从来不是一蹴而就的，而是矢志不渝的坚守和厚积薄发的坚持。哪怕一件无足轻重的事，坚持了几年甚至十几年，也能产生翻天覆地的效果。

　　笨一点不是呆傻，而是一种境界；糊涂一点不是无能，而是一种悟性。所以，如果你认准了一件正确的、有意义的事，就要像个"愣头青"一样义无反顾地扎进去，不去计较什么结果，只管努力往前，剩下的一切交给时间。未来的你，一定会感谢今天这个只知道笨拙地努力的你。

人生不必太饱满，松弛一点更快乐

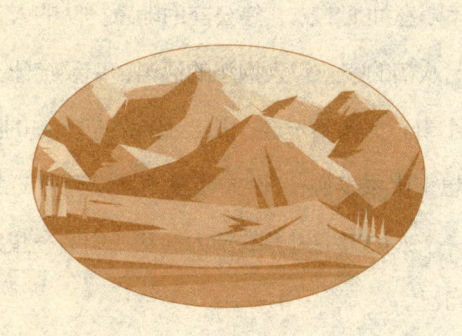

凡是自然的东西都是缓慢的，太阳一点点升起，一点点落下。花一朵朵开，一瓣瓣地落下。稻谷的成熟，都慢得很。

——中国作家　毕淑敏

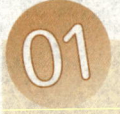

01 大事不糊涂，小事不纠结

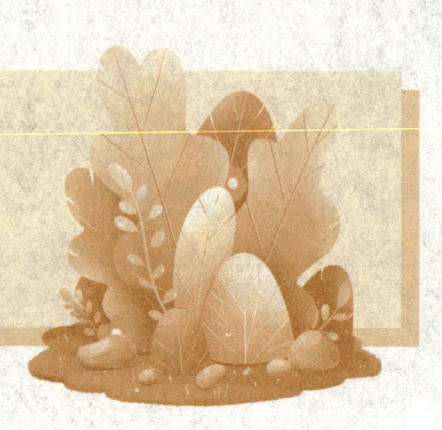

有时候很想做一个情绪稳定的成年人，但无奈生活中总有太多琐事让我们烦躁。电梯里随意抽烟的人，等公交时随意插队的人，工作中挑剔的客户，下班后乱七八糟的家，爱人抱怨的话语，早晨穿什么衣服，中午吃什么饭……这些小事看似微不足道，却会消耗我们大量的时间和精力。

法国启蒙思想家伏尔泰说："使人疲惫的不是远方的高山，而是鞋子里的一粒沙。"一个人如果把过多的精力耗费在纠结一些小事上，自然就没有时间来提升自己。

契诃夫的名篇小说《小公务员之死》，就讲述了一个关于"纠结小事"的故事。

小文官切尔维亚科夫在剧院看戏时，不小心打了一个喷嚏，唾沫星子溅到前排一个将军头上，他害怕将军会处罚他，先是纠结如何跟将军道歉，随后又反复思量道歉是否得体，为了让将军满意，他一次又一次地道歉,结果越道歉将军越烦,将军越烦,他就越害怕,然后更想道歉。实际上,将军最初根本没把这件小事放在心上,是他自己无法释然,反复道歉,惹烦了将军,遭到了将军的呵斥,最后把自己给吓死了。

很多将人击垮的问题,并不是多大的难题,而是一些琐碎的小事。纠结的本质是人的格局太小,太看重得失,无法准确权衡利弊,做事才会反复思考、犹豫不决。

《道德经》有云:"治大国,若烹小鲜。"这句话同样适用于个人的生活态度。在日常生活中,学会适度放手,不对每一件小事斤斤计较,才能专注于真正重要的事情。

一个小镇上住着一位名叫阿明的画家。他性格细腻,对生活中的每一件小事都格外在意。无论是画作上的一笔一画,还是工作室里的一张纸屑,他都会反复纠结。然而,这种对细节的过度关注却让他在创作上始终无法突破。

一天,阿明在画室里为一幅作品的细节烦恼不已。他觉得画作下边自己的签名不够完美,于是反复修改。这时,他的朋友老李走了进来,看到他焦虑的样子,便问:"你这是在做什么呢?"

阿明叹了口气,说:"我画的这幅画,我的签名总是不对劲,我改了无数次,还是不满意。"

老李笑了笑,说:"你太在意这种小细节了。其实,画作的灵魂在于画的整体的意境和情感,而不是个人签名的完美。你这样纠结于小事,反而会迷失方向。"

阿明听了，若有所思。他决定放下手中的画笔，去小镇的河边散步。在那里，他看到了远处的山峦、近处的花草，还有天空中飘动的云彩。他突然意识到，自己一直以来都过于执着于某些无足轻重的细节，却忽略了创作的初衷——表达内心的情感。

回到画室后，阿明不再纠结于个人签名，而是专注于整幅画的意境和情感表达。他挥洒自如，笔下的画面渐渐生动起来。最终，这幅作品被邀请参加了一场重要的艺术展览。

不在小事上纠结，是一种"难得糊涂"的人生智慧。在小事上糊涂的人更容易幸福。在人情算计上糊涂一点，无愧于良心；在流言蜚语里糊涂一点，不累耳根；在是非得失上糊涂一点，心无挂碍。在小事上糊涂并非真傻，而是懂得取舍，明白人生有限，精力宝贵。在面对事关原则、影响深远的大事时，则需要保持清醒，果断决策。正如古人所言："大事不糊涂，小事不计较。"

清代书画家、文学家郑板桥以"诗、书、画"闻名于世，他身上最有名的是那句"难得糊涂"。

郑板桥当官前，在村塾以教书为生，日子过得十分清贫。一天晚上，一个小偷光顾了郑板桥家，打算偷些米，却不小心弄出了动静，吵醒了郑板桥。换作常人，要么大喊"捉贼"求助或与之对抗，要么假装继续睡觉。但是，郑板桥既没有求助或起床抓贼，也没有装睡，而是自言自语道："老鼠真讨厌，每天晚上吵得人睡不好觉。"

小偷以为郑板桥没有发现他，伸手偷米，结果发现米缸里一粒米都没有。

最后小偷无奈离去，郑板桥却安然入睡。

但是，郑板桥在遇到关乎民生的大事时，却毫不含糊。他在潍县担任县令期间，遇到了大饥荒，百姓们食不果腹，十分凄苦。郑板桥同情百姓，决定开仓放粮，赈济灾民。旁人劝他："此举风险太大，恐遭朝廷责罚。还是先向上申报，等待批准再说。"郑板桥却坚定地说："灾情如火，在辗转向上申报的时间里，不知道又要饿死多少百姓。"最终，郑板桥不顾阻拦，开仓赈济灾民，上万人得以活命。郑板桥却因此被罢官免职，只能回乡靠卖画为生。

大事不糊涂在于有原则，小事不纠结在于大格局。格局大了，视野宽了，就能不纠结烂人破事，不与高度不同的人争高下，心态就好了，人生也顺了。遇大事不糊涂，遇小事不纠结，站在更高的角度上看问题，所见之处，皆是风景。

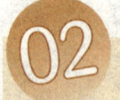

02 艺术需要留白，人生也需要留白

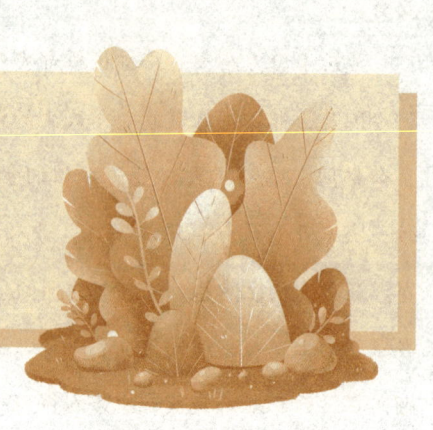

在书画界，有一种表现手法叫留白，即在画面上留下一定范围的空白，不着一笔，却能让观者产生无限遐想，达到"此时无声胜有声"的艺术效果。这种留白同样适用于人生。

如果把人生想象成一间房子，当房间里堆满东西时，房间就会变得阴暗、潮湿，因为阳光难以照进来；而当房间空空荡荡没有遮挡时，阳光就可以"肆无忌惮"地照射进来，让房间更加敞亮、温暖。所以，庄子有云："虚室生白，吉祥止止。"意思是说，空无一物的房间能容纳更多的光明与希望。房子就是人生，凡事不可太满，万物皆应留白。

说话懂得留白，才能让人与人之间的关系更加融洽。

每个人都有一双眼睛、两只耳朵、一张嘴，我们就要多看、多听、少说。因为再足智多谋的人，也有失算的时候；再能说会道的嘴，也有说错的时候。

就如古人所云："言多必失。"话说得多了，反而容易暴露弱点，引发误解。逢人且说三分话，是给自己留余地，也给他人留空间。

张大千曾画过一幅名为《绿柳鸣蝉》的画，画中有一只夏蝉，头朝下俯趴在绿茵茵的柳枝上，一副跃跃欲飞的样子。齐白石见了，连连称赞，认为此画妙不可言。不过他说，他曾经向一位农民请教过，说蝉的头没有朝下的，都是朝上的。后来，张大千去青城山写生，他仔细观察后，发现树上的蝉果然都是头朝上的。

事后，张大千将自己观察的结果告诉了齐白石，齐白石只是微微一笑，说："其实我也观察过……"原来，齐白石根本不是向农民请教的，而是怕张大千丢面子，故意这样说的。

懂得为生活留白的人，深知言辞的分寸感。他们不会轻易许下承诺，更不会将话说得太满。因为他们明白，世事难料，未来充满变数，说话留有余地，方能进退自如。

做事懂得留白，才能让人生的道路越走越宽阔。

在处理人际关系和解决问题时，我们往往容易陷入一种极端思维，认为只有做到绝对，才能彰显自己的立场和决心。然而，宇宙万物是相互依存、相互制约的关系。今天我们对他人不留余地，明日就可能面临同样的境遇。给对方留下后路，实际上是在为未来的自己铺设一条平坦的道路。

《菜根谭》中说："径路窄处，留一步与人行；滋味浓时，减三分让人尝。此是涉世一极安乐法。"这不仅是对待竞争的智慧，更是为人处世的哲学。做人做事留三分余地，才会有无限转机。

与人相处懂得留白，才能让彼此的关系更加和谐。

俗话说："距离产生美。"人与人之间需要保持一定的距离，才能令彼此之间的关系更加稳固和长久。因为过于紧密的接触往往会暴露彼此的缺点，反而会疏远心与心的距离。因此，关系再亲密，也不可失掉分寸。

三国时期，曹操有个发小叫许攸，两人从小一起长大，无话不谈。后来，曹操跟袁绍决战，许攸献计火烧乌巢，帮曹操打了胜仗，从那以后，许攸便以功臣自居。即便曹操已经成为一方领袖，许攸还是直呼曹操的小名，并经常跟手下人说起小时候自己跟曹操一起做过的偷鸡摸狗的事情。曹操十分气愤，最终忍无可忍，下令处死了许攸。

君子之交淡如水，真正靠谱而又长久的关系，往往都带点"冷淡"。不管是朋友之间，还是恋人之间，抑或是亲人之间，"亲密有间"才是最好的距离。

古人有云："事不做尽，话不说尽，福不享尽。凡事在不尽处，意味最长。"月满则亏，水满则溢，对人、对事、对人生，都要懂得留白。如果我们把自己的人生安排得满满当当，那就没有喘息的时间，久而久之，只会让自己越来越焦虑。

留白不是让我们虚度光阴，而是让我们在看遍世间繁华后，不再执着于物欲，而是有时间去独处、思考、疗愈，去获得不一样的收获和体验。

03 松弛的人生，是允许一切发生

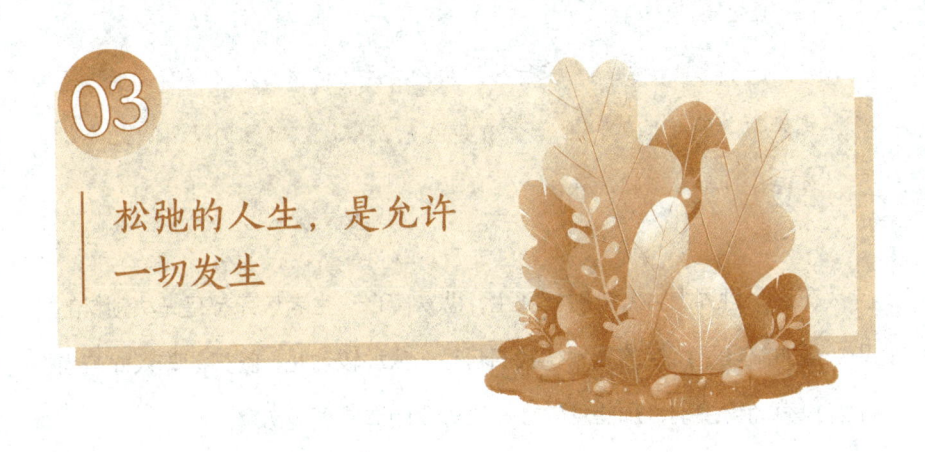

很多时候，焦虑的根源在于我们希望把所有事情都控制在可控的范围内，害怕有一些事情自己控制不了，或者应付不了，这就会让自己用一种相对紧张的姿态去应对。这样一来，不但自己会感到疲惫不堪，身边的人也会感到压力重重。

这也是人人都爱松弛感的原因。

具有松弛感的人，拥有让一切发生的勇气，能够拥抱变化，接纳未知，不被恐惧所束缚。这样的人不但自己过得自在，也能让周围的人感受到一份从容与和谐。

机场里，一家人正准备出门旅行，这场旅行他们规划了很久。他们都对即将到来的行程充满了期待。然而，在检票过程中，却被工作人员告知孩子的证件过期了，无法乘坐飞机。面对突如其来的打击，他们没有抱怨，也没有生气，而是迅速作出了反应。妈妈表示愿意留下来陪孩子，其余家人正常去旅行。

原本一家人其乐融融去旅行的画面，变成了依依惜别的送行画面。事后，妈妈带着孩子回家，爸爸带着其他人去旅行。但他们没有因此而抱怨，而是各自享受不同的快乐。

在这个世界上，意外时有发生，悲欢离合、生老病死都是无法预料的事。面对这些不可控的因素，我们若是一味地较劲儿，就只能陷入痛苦当中。只有懂得接纳，那些意外才无法对我们造成更多伤害。

我们要允许无常的发生。

无常是人生的常态，一切美好事物的背后，都可能隐藏着意外。我们不能左右意外的发生，但我们可以选择面对意外的态度。

一架飞机正在高空飞行，突然遇到气流，剧烈地颠簸起来。飞机上的大部分乘客惊恐万分，只有一位老太太始终气定神闲地坐在自己的位置上，仿佛危险根本不存在一般。十几分钟过后，飞机终于平稳了下来。旁边的乘客忍不住问老太太："老人家，您怎么一点儿也不害怕呢？"

老太太迷茫地摇了摇头，表示不知道他在说什么。原来，这位老太太是第一次坐飞机，她不但耳聋，眼睛也看不清楚，她以为飞机颠簸是正常的情况，所以才一点儿都不害怕。

诗人曾丰有诗云："不如意处人人有，未放心时事事非。"事无好坏，诠释在人。是悲剧是喜剧，全在我们的一念之间。我们若接受，那便是皆大欢喜的结局；我们若不接受，那便是令人沮丧的悲剧结局。

我们要允许离别的发生。

面对自己爱的人,我们总希望能够永远在一起。然而,人与人之间的关系,最终除了生离,就是死别。父母会有逝去的一天,孩子也会长大离开,爱人的陪伴或许会因某种原因而终止,朋友的陪伴可能会因距离而疏远。这个世界上,所有人都只能陪我们走一程,不管是父母还是儿女,不管是爱人还是朋友,我们早晚都有生离或死别的一天。

我们能做到的,就是允许和接纳任何人的离开。在相聚时,好好珍惜,不辜负对方;在离别后,过好当下,别辜负自己。

我们要允许变化的存在。

俗话说:"计划赶不上变化。"在这个世界上,除了变化,没有什么东西是永恒不变的,日月在变化,季节在变化,人在变化,情感也在变化。

这意味着,我们不可能永远拥有一件东西,也不可能拥有一段永远不变的情感。我们要拥有允许一切发生的勇气,拥有接受所有意外的心态,接受生活中的变化,接受有些事和有些人并不在我们的掌控之中。

人与人之间的感情会变,昨天还是你侬我侬,承诺永不分离,明天或许就会形同陌路;社会形势在变,曾经的机遇可能会瞬间消失;生活在变,曾经的安逸可能转眼就会变成挑战;我们自己也在变,昨日的喜好或许今日已不再热衷,昨日的信念或许今日已经动摇……

与其在生活里苦苦挣扎,不如顺其自然。这世间真正强大的力量不是对抗,而是允许。允许一切发生,那么生活里的一些风浪也会化作生命中美丽的风景。

04 放过自己，在错误中找到重生的力量

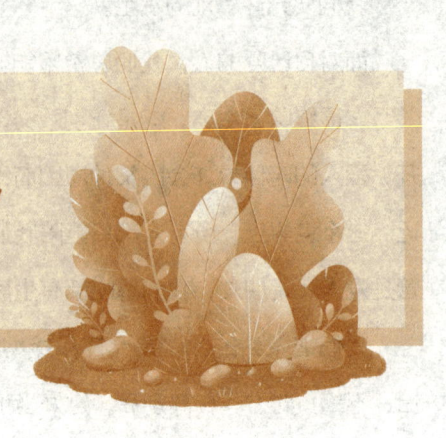

每个人都生长在竞争激烈的环境中，一点小的过错，都可能引来质问与批评，或嘲笑与贬低。这些不好的感受会深深烙印在我们的心里，慢慢地侵蚀我们的内心。

我们害怕犯错，害怕把事情搞砸。因为犯错后，我们难以将事情看作一个独立的事件，而是会将事情的后果、周围人的看法与自己捆绑在一起，继而上升到自身的价值感上。

因此，当我们做错事情时，很容易陷入精神内耗与无助中，认为是自己太笨、太蠢，才把局面弄得一团糟。我们害怕犯错的深层心理原因，是我们害怕自我否定。

在这种心理的驱使下，我们的潜意识开始阻止我们去行动、去面对，让我们逃避、拖延、焦虑，各种行为层面或情绪层面的问题便接踵而来。

然而，人非圣贤，孰能无过？可怕的不是犯错，而是我们害怕犯错的心理。

其实，人生的容错率是很高的，很多错误的后果并没有我们想象的那样可怕。考不上好的大学不会怎么样，一样找工作，一样有饭吃，说不定还能混得更好；找不到稳定的工作不会怎么样，只要自力更生，靠双手养活自己，就不丢人；工作出错了不会怎么样，知错就改，善莫大焉，大不了被开除，迎接自己的又是一个新的开始……

不要害怕犯错，因为错误不是终点，而是成长的起点。换言之，人生本就是一个不断试错的过程，每一次跌倒，都是积累经验的机会；每一次犯错，都能让我们更清楚地认识到自己的不足，从而找到继续前进的方向。

一位男士被称为"误机达人"，因为他经常误机，所以总结出了一套"误机应对手册"，其中包括：如何向紧急柜台寻求帮助，如何申请急客通道，如何快速办理改签等。

我们也是一样，与其总想着如何不犯错，不如学会如何面对和解决错误，将每一次失误转化为成长的养分。

就像《权力的游戏》中的艾莉亚·史塔克一样，她曾经无数次地跌倒和犯错，但每一次都让她变得更加坚强和勇敢。最终，她成了一个能够独当一面、保护自己和家人的强者。

人之所以会犯错，是因为在不断地尝试与探索，在不停地突破自己的舒适区，所以，犯错的过程就是逐步拓宽能力边缘的过程，是通过修正错误的技巧和方法，一步步锤炼本来脆弱的内心、提升自己自信的过程。

生物学家琼斯教授在学术年会上宣布了一个轰动性的决定："我将出版一部绝对正确的生物学专著。"学术界顿时沸腾，各大出版社争相竞

价，学生们翘首以盼这部"零错误"的传世之作。

半年后，当《南极企鹅解剖图谱》正式出版时，所有读者都震惊了——这本精装烫金的巨著，除了扉页上琼斯教授的签名外，内页竟无一字一图。媒体蜂拥而至，闪光灯下，琼斯教授推了推眼镜，露出狡黠的微笑："正如诸位所见，这是一部完美的著作。"他环视全场错愕的听众，"毕竟，根据《南极条约》，任何解剖企鹅的行为都是被严格禁止的。"

会场静默三秒钟，随即爆发出恍然大悟的笑声。一位年轻记者追问："那您为何要策划这个特别的出版项目呢？"

琼斯教授正色道："我想提醒学界，追求'绝对正确'有时会让我们陷入更荒谬的错误。真正的科学精神是敢于承认认知的边界。"他举起那本空白的著作，接着说道："就像这本书，它的价值不在于记载了什么，而在于提醒我们思考什么才是真正重要的知识。"

所以，犯错并不可怕，犯错恰恰说明我们在不断探索和突破，正是这些错误让我们更加清晰地认识到自己的局限。与其沉溺在错误中自怨自艾，不如把这些错误当作成长的代价，放下包袱，轻装上阵，未来还有无限的可能等着我们。至于因为犯错所走的那些弯路，不妨把它们当作沿途的风景去欣赏好了。

05 "躺平",是努力后的释然

最近几年,很流行"躺平"这个词,人们总是将"摆烂"与"躺平"联系在一起,认为"躺平"是一种逃避现实、放弃努力的表现。也因此,很多人明明很累了,却不敢躺下。还有人宁可累死自己,也要"卷"死别人。大家都觉得这样不对,却又无可奈何地被卷入这种无休止的竞争旋涡中,内心疲惫却无处可逃。

其实,人生可以"躺平","躺平"并不意味着"摆烂",而是努力后的释然,是对自己努力的肯定,是对生活节奏的调整,也是对内心平衡的重建。

他是一位理工科出身的企业家,以勤奋著称,曾经自豪地说:"我可能不是最聪明的,但一定是最勤奋的。"然而,就是这样一位工作狂,也曾经历过长达半年的"躺平期"。

大学毕业后,他加入了一家知名软件公司,带领20多人的团队埋头开发新产品。团队夜以继日地工作，投入200万资金开发出一款软件，原计划销售2万套，结果却只卖出了不到2000套。这次失败让他深受打击，觉得辜负了团队三年的付出，也愧对赏识他的上司，于是他主动提出辞职。

上司没有接受他的辞职，而是给了他半年的假期。在这段时间里，他完全放空自己：泡吧、蹦迪、混迹网络论坛，甚至考虑转行开酒吧。正是在这段看似"颓废"的日子里，他结识了几位志同道合的朋友，通过深入交流互联网的发展趋势，重新找回了创业的激情。

重返公司后，他以全新的视角调整战略，最终带领企业成长为行业巨头。当公司在2007年成功上市时，38岁的他已经实现了财务自由。

回首这段经历，那半年的"躺平期"反而成了他职业生涯的重要转折点。正是在这段时间里，他领悟到：成功不能只靠埋头苦干，有时候需要停下来思考；暂时的休整不是失败，而是为了更好地出发；与自己和解，顺势而为，反而更容易实现目标。

或许很多人会说：这是成功人士的特权，普通人哪有"躺平"的资本？房贷、车贷、子女教育、老人赡养，生活的重担让人连喘息的余地都没有。但这个故事提醒我们：即便在最艰难的时刻，也要给自己留出思考和调整的空间，因为有时候，暂时的停顿恰恰是为了走得更远。

有时候，"躺平"也代表着一种佛系的心态，让我们以一种全新的视角去看待工作。作为普通人，面对这个时代的变化和发展，我们所能做的并不多。现实有时是我们付出了200%的努力，却得不到好的发展机会，看不到未来的希望。在这个时候"躺平"，不是我们不愿意努力，也不是我们好逸恶劳，而是我们不愿意自己的生活完全被工作代替，不愿意自己的人生充满焦虑、浮躁和"内卷"。

选择"躺平"，是明白了我们除了适应和面对，别无选择。是学会了在复杂的环境中保护内心，以更加平和的心态去面对工作，降低心理预期，把"拼命付出要有回报"转变为"付出有回报当然更好"的心态。是明白了该干的工作还是要干好，只是不再陷入无休止的"内卷"和争斗，也不再为了名利而患得患失。是想通了人生除了要拼尽全力外，还应遵循客观规律，不强求、不执着。

撒贝宁曾在《开讲啦》节目中阐述了他的"躺平哲学"："躺平"不是消极的，而是付出了一天的辛苦努力，受益颇多，感觉酣畅淋漓。回到家躺在床上后，脑海里还浮现着今天的场景，还在回味着其中的能量和快乐，然后慢慢地入睡。

当我们不再把工作视为一种负担，而是将其看作生活的一部分，享受其中的过程和成长，才能真正实现内心的平衡与满足。"躺平"不是放弃，而是以更智慧的方式重新定义生活的意义。

人生最怕的不是"躺平"，而是"卷"又"卷"不赢，"躺"还"躺"不平，既想享受高质量的生活，又不想太辛苦；既想舒服"摆烂"，又不甘于平凡。于是在持续的纠结内耗中，犹豫、拖延、懈怠、堕落，陷入无尽的迷茫和痛苦的死循环。很多时候，真正拖垮一个人的不是能力不足，而是害怕失败和犹豫不决。

想要拥有富含松弛感的人生，就要"努力而不内卷，躺平但不颓废"。该"躺平"时就"躺平"，即使"躺平"了，也尽量做个积极的"躺平"主义者，再站起来的时候，依然能昂首阔步、努力前行！

06 慢一点，才能好好享受生活

在这个快节奏的年代，每天都有忙不完的事，社交媒体上的即时更新、工作邮件的连环轰炸、快餐文化的盛行……一切都在催促着我们快点、再快点，我们的生活仿佛是被上了发条的陀螺，一刻也不能停歇。

然而，当我们努力为了生活而奔波的时候，生活的幸福感已经被焦虑代替了。我们总是担心错过什么，担心被时代抛弃，担心被他人超越。这种种焦虑就像一张无形的网，将我们的心灵紧紧地束缚住，让我们离幸福越来越远。

不妨回想一下：你有多久没有好好欣赏过一场日落了？你有多久没有静下心来听一首完整的歌了？你有多久没有和朋友轻松地聊聊天了？你有多久没有在宁静的郊外自由地散步了？你有多久没有躺下来看一看天上的星星了？……我们总是在追求效率，却忘记了我们这么忙碌不就是为了享受生活吗？当人生只剩下效率，没有了享受生活，那效率又有什么用呢？不要忘了，人生是一场旅行，不是一场马拉松比赛，美丽的是沿途的风景，不是最后的终点。

一个路人在南美洲看到过这样一幅场景：

一群印第安牧民赶着羊群，向着日落的方向走去。他们行走的速度很快，但每走一段距离就会停下来，大家聚在一起抽抽烟、跳跳舞、唱唱歌，肆意地享受着美好恬静的时光。

路人感到不解，便向一位牧民询问："你们不着急赶路吗？天都快黑了，为什么不赶紧向前走呢？"

牧民回答："不着急，慢慢走，赶路是为了回家，但也是为了更好地享受生活呀！"

与其因为匆匆赶路，错过了路边的花开，错过了傍晚的夕阳，不如以一颗从容的心，走好眼前的路，享受眼前的风景。

让自己慢下来，好好享受一顿晚餐。这顿晚餐不用太丰盛，但食材是自己精心挑选的，是自己用心烹饪的。然后坐在餐桌前，伴随着美妙舒缓的音乐慢慢享受这顿晚餐；或者打开一部精彩有趣的电影，边看边吃；或者与家人一边吃饭，一边分享一天中的快乐与烦恼。

一个人对待吃饭的态度，往往能体现他对待生活的态度。认真吃饭的人，通常是对自己和人生负责任的人。慢慢享受一顿晚餐，是对自己的陪伴与呵护，是对生活的尊重与治愈。

我们无法改变外部的环境，但我们可以通过改变一些生活方式，让自己慢下来，去感受每一个微小的幸福瞬间。

让自己慢下来，好好说每一句话。人的舌头就像一匹马，当它奔跑得太快时，就会生出祸端。所谓"贵人语迟"，慢慢说话不是放慢说话的语速，而是在说话前要三思。

有人问孔子："如何成为一个君子？"孔子回答说："只要慢慢说话就可以了。"慢慢说话，我们的话才能像涓涓细流一般，缓缓流进他人的心里；慢慢说话，才能将自己的意思表达得更清晰、更有深度。在快节奏的现代生活中，慢慢说话是一种艺术，是一种智慧的体现。

让自己慢下来，用心去做好每一件事。凡事都有个过程，就像跑马拉松，如果一上来就用百米冲刺的速度跑，那一定坚持不了多久。人生总有做不完的事，我们要慢一点、稳一点，在不疾不徐中将事情做到最好。

慢慢吃饭，让我们收获好的身体；慢慢说话，让我们收获好的人际关系；慢慢做事，让我们收获好的结果。慢下来，不是让我们逃避现实，而是让我们在繁忙与喧嚣中找到一片宁静的绿洲。慢下来，是让我们找到自己生活的节奏与平衡，不要盲目地与人争先后、比快慢，累的时候懂得休息一会儿，迷茫的时候懂得停下来思考片刻。

酒，经年累月，浓厚醇香；茶，时间越长，越有滋味。人生只有慢慢享受，才能品味出真实的美好。人生漫漫，岁月浅浅，慢一点，又何妨？

07 不能不认真,也不可太认真

这个世界上,几乎人人都认同"认真"二字。因此,许多人把自己逼得太紧,追求事事都要认真对待,事事都要做到极致。然而,越是认真,越容易被现实打败。

工作太认真,容易变得凡事都爱较真,抠字眼,抠细节,结果失去对宏观的掌控;生活太认真,吃一顿简餐都要精心挑选,追求仪式感,不仅自己累,别人也跟着辛苦;感情太认真,每个纪念日都要过,每次争吵都要分出对错,结果关系变得紧张,感情变得淡薄;做人太认真,对自己要求苛刻,对别人要求严格,一句话、一件小事都要斤斤计较,最终让自己陷入无尽的纠结与疲惫。

当我们不允许自己出一点差错时,看似是在认真地面对生活,实则是在消耗自己。当认真变成固执,变成对一切有形和无形事物的执着,反而会束缚心灵的自由。因为生活本就不完美,有顺境也有逆境,有开心也有失落,有幸福也有痛苦,我们在不完美中追求完美,不就是在内耗自己吗？

凡事太认真，活得就会很累，因为会有很多事情看不惯，会有很多人看不顺眼，会有很多东西放不下。内心执着的事太多，不但对自己的生活没有好处，反而会在无形中增添很多烦恼。与其执着于那些无法控制的事情，不如学会顺其自然，接受生活中的不完美，让自己活得更自在。

对于闲言碎语，别太认真。

他曾是无数人心中的体育偶像，承载着全国人民的期待。人们都盼望他能在奥运赛场上摘金夺银，为国家赢得荣誉。然而，由于伤病，他连续两届奥运会都不得不选择退赛。这一决定让他瞬间从英雄变成了众矢之的。

网络上充斥着各种质疑和指责，有人说他是在"装病"，有人批评他"不够坚强"。他的每一个举动都被放在放大镜下审视，每一句话都被过度解读，随之而来的是新一轮的舆论风暴。

多年过去，如今他已退役。随着时间的推移，有些人开始反思当年的态度，意识到或许欠他一个道歉。但对于这些迟来的歉意，他只是淡然一笑，觉得已无必要。现在的他早已走出那段阴霾，与爱人过着平静而充实的生活。

舆论的浪潮来得快去得也快，但留下的伤痕可能需要很长时间才能愈合；有时候，最大的和解不是来自外界的道歉，而是自己内心的释怀。

人生在世，难免被人指指点点。那些伤害你的话，你记一天，就会难过一天；记一年，就会难过一年；记一辈子，就会痛苦一辈子。那些闲言碎语，不妨就把它当作耳边风，任它吹向何方，心都不为所动。

对于是非对错，别太认真。

我们总是习惯用和别人争输赢、论对错来证明自己。事实上，争赢了，论对了，不但不能证明我们比别人更强，反而会显得我们格局狭隘。

地质学家李四光曾在别人的婚礼上，遇到一个有才华的年轻人。席间，年轻人说自己研究过欧洲的最高峰——阿尔卑斯山的主峰勃朗峰。李四光听出了错误，便站起来直言不讳地指了出来。年轻人觉得颜面受损，跟李四光争执了起来，两人争得面红耳赤。最后，李四光便求在场的自己的教授评判，教授却用烟杆轻轻敲了敲他的头，留下一句："你呀，学问还浅着呢！"便转身离开了。

但李四光并不服气，第二天他跑到图书馆里找资料，并带着找来的资料给教授看。教授笑着说："学问深浅不在于你那时的回答是否正确，而在于你有没有必要与对方争论。你想想，这是别人的婚礼，我们都是客人，对方正兴致勃勃地讲述自己的经历，你何必去反驳呢？何必让自己如此激动呢？你就算争赢了，又有什么意义呢？既让他人难堪，又有失自己的风度。"

李四光听后，恍然大悟。

其实，生活中有很多争执并无意义，反而会消耗我们的时间和精力。很多事情并不是简单的对错输赢就能分出高下的，尤其是有些人的对错，既与我们无关，也于我们无益。

对于得到与失去，别太认真。

人生是一个得到与失去交替进行的过程，所以得到时不必欣喜若狂，失去时也不必悲痛欲绝。

英国著名演员奥黛丽·赫本在拍摄影片《窈窕淑女》时，因为形象优，十分符合人物的形象和剧情的需要，被导演安排为女主角。然而，当电影上映后，赫本却发现，自己在影片中所唱的歌曲的声音全用了别人的配音。后来这部电影获得了巨大成功，赫本却由于配音的原因，错失了最佳女主角的提名。人们纷纷为她鸣不平，赫本却淡然一笑，她认为自己不是专业歌手，被人替代很正常，说明自己还有很多地方需要向别人学习。

对于已经发生自己却无法改变的事实，越是认真，越是痛苦，不如学会放下，坦然接受。

《红楼梦》中有一句非常经典的话："假作真时真亦假，无为有处有还无。"在人生这场游戏中，对有些事别太认真，它们只是人生的一段路程。有些真相是什么也并不重要，因为有些真相并不美好，或许很苟且，或许见不得光。既然如此，何不放下执念，轻松前行呢？

我们不如轻松一点，不在闲言碎语中认真，不在鸡毛蒜皮里认真，不在蝇头小利上认真。

面对人生，我们不能不认真，但也不可太认真。松弛的人生就是懂得没必要为难自己。只要把握住生活的方向和原则，就不枉到人间一趟。

断舍离,给生活做减法

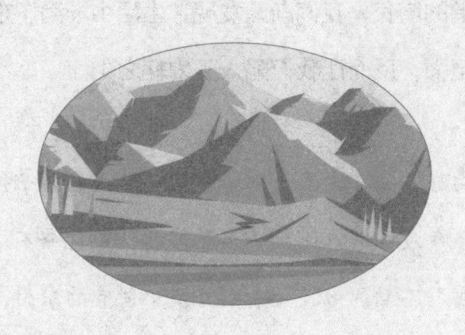

少则得,多则惑。

——道家学派创始人 老子

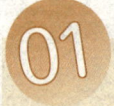

01 克制物欲，你需要的没那么多

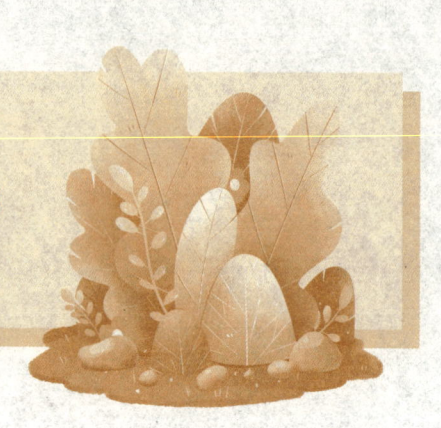

我们在年少时总是希冀满载而归，把房间塞满，把生活堆满，把心囤满。可是随着年龄的增长，我们渐渐发现，生活中堆满了东西，不但没能让我们的幸福感更强，反而让我们陷入了内耗之中。

小文是一名白领，她非常喜欢囤货，同一款式的鞋子她会把所有的颜色都买回来，很多年没穿的衣服、不用的旧物，她也舍不得扔掉。每天下班后的网购是她雷打不动的习惯。看到直播中便宜的东西，哪怕暂时用不上，她也会果断下单，认为总有一天会用到，到时候再买就贵了。每到购物节，她为了凑单，吃的、用的、穿的买一堆。

有了孩子后，她买东西更有了合理的理由。孩子还在肚子里时，她就提前预备了各式各样的婴儿用品；孩子还在襁褓中时，她就将孩子长大后可能会用到的玩具、车子等都买回了家。可是当孩子长大了，很多预想的用品派不上用场，堆在角落里吃灰。

她家里的物品堆得满满当当，生活空间被挤压得所剩无几。而小文每天需要的东西不过那么几样，经常穿的衣服和鞋子只有那么几款。剩余的物品被堆在橱柜、衣柜、储物间里，不仅占据着有限的空间，还耗费着她寻找东西的时间。

于是，小文开始尝试断舍离，她扔掉了家中大部分不用的东西。可家里空了没几天，她又忍不住购买了一些新的物品。没过多久，家里再次堆积如山。

在这个物欲横流的时代，各种促销活动层出不穷，一些人根本不看自己的实际需求，遇到喜欢的就往家里搬。殊不知，当他们疯狂占有物品时，物品也在占有并支配他们。衣服越买越多，每天穿衣服都要对着一衣柜的衣服纠结选择，不但导致家里的空间日渐逼仄，还浪费了许多时间；鞋子越堆越多，房间凌乱不堪，每每下定决心收拾，但想到要花费大量时间，就一拖再拖，结果成为一块"心病"。在停不下来的"买买买"中，他们的钱财在流失，时间被消耗，可是由此获得的幸福感转瞬即逝。

人需要物质才能生存，但是当我们把物质当作最重要的事情时，就会忽略掉生命中真正重要的东西，忽视生活的目标。

断舍离，就是要我们脱离对物品的执念，审视每一次购买、每一次舍弃，让每一次选择都成为对生活品质的提升。克制物欲不是不能吃好的、穿好的、住好的，而是不要忘了食物是为了充饥，衣服是为了保暖，房子是为了让我们有一个落脚的地方。

对于物质，诺贝尔物理学奖、化学奖得主居里夫人始终保持着清醒。

和丈夫结婚后，居里夫人搬到一个新房子中居住。新房子风格质朴简单，接待室只有一张餐桌和两把椅子。父亲见状，打算送他们一套豪华精美的家具，包括沙发和软椅，结果却被居里夫人拒绝了。因为居里夫人认为，有了沙发和软椅，就需要更多的时间来清洁。居里夫人觉得自己需要的是一个安静、简洁的居住环境，所以任何多出来的东西都会成为她生活中的负担。

克制物欲是不做物质的奴隶。对于必需品，再贵也要买；对于非必需品，再便宜也不入手。不要为了追赶潮流而买一些不需要的东西；对于功能单一的物品，购买前先看看家里有没有替代品；逛超市前，先列一份购物清单，到了超市，只买购物清单上的物品；同款式的衣服、裤子等，按需购买；不穿的衣服和用不着的物品，可以捐赠给需要的人，让它们发挥新的价值。

所谓"无欲则刚"，就是让生活回归简单与本真，不为外物所累，不为欲望所困。人来世间一趟，是奔着幸福、快乐来的。而能让一个人拥有幸福、快乐的东西，并不是拥有多少物质财富，拥有多少华丽的美名，更多的是一种内心的简单。只有懂得给生活做减法，遵从内心去选择，最后筛选出来的，才是你想要的轻盈人生。

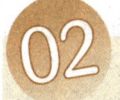

02 丢的是东西，改变的是人生

心理学上有个著名的"鸟笼效应"：

哈佛大学教授詹姆斯跟好友卡尔森打赌，说自己能让他在短时间内养一只鸟。卡尔森觉得这就是天方夜谭，因为他从来没有养鸟的打算。

很快，詹姆斯就送了一个精美的鸟笼给卡尔森，事情由此开始转变。每次有客人到卡尔森家拜访，看到这个精致的鸟笼后，都会问："教授，你养的鸟什么时候死了？"卡尔森解释了很多次后，不堪其扰，最终决定养一只鸟。

当我们生活的空间被杂物占据时，我们就会渐渐失去对生活的掌控感。如果我们什么都不舍得扔，那还谈什么生活质量呢？

有一位女士住在一栋大别墅里，家里有十二个房间，但这十二个房间每一间都装满了杂物，卧室的地板、沙发、床上全摆满了衣服；储物间里连个通行的地方都腾不出来；客厅也是被杂物堆得空间所剩无几……

原来，这位女士是个十分恋旧的人，买来的东西都不舍得扔掉。随着年龄的增长，家里的东西越来越多。她的女儿看不下去，扔掉了她不少东西，她为此十分生气，跟女儿断绝了来往。

可这样的生活状态也并非她心中所愿，她不舍得丢掉的东西给她的生活带来了极大的困扰。首先就是东西太多了，她时常找不到真正想用的东西；其次就是这么多东西令打扫房间成了难题。每天看着堆积如山的东西，她的心头就像压了一座大山，但让她将这座"大山"扔掉，她又充满了不舍。

很多人生活在被物品裹挟的人生中。明明有些东西已经用不到了，还是不舍得扔掉，总觉得以后还能用到，或者扔掉了等于浪费钱财。对于这种心理，法国心理学家弗朗西斯科·维耶罗是这样解释的："对未来可能的匮乏感到忧心忡忡，大多是基于当事人曾经的真实经历，但也可能仅仅是从身边无意习得的思维惯性。比如，今天的我们多数人都没有真的经历过饥饿，但还是有一些人从父辈们身上习得了'生怕哪天会挨饿'的焦虑和危机感。"

也就是说，那些不舍得扔掉的并不是真正需求的，而是内心放不下的过往。可人的承受度是有限的，如果负载太多，人生之舟就有倾覆之忧。我们的人生其实就是我们的房间，当房间被填满杂物，我们的心情自然会随之变得沉闷、焦虑。

改变这种状况的关键，就在于思维的转换，把"怕浪费"的物质轴思维转换成实现生活的"新陈代谢"的空间轴思维，即在兼顾物品的实用性和舒适度的同时，更换和缩减生活用品。

有一个编辑，他的家中充满了无用却不舍得扔掉的物品。他每天回到家时，面对的都是充满杂物的家，他总是将脏衣服一扔，在浴室冲个澡，就开始边喝啤酒边看电视。第二天早上，他又不情不愿地套上皱巴巴的衣服，出门上班。这样的生活环境让他的生活和头脑都是混沌、消极的，他做事也总是拖拖拉拉。

终于，他决定做出改变。他开始扔掉家里那些无用的东西，随着东西一样一样变少，他的生活也随之改变。他喜欢在清晨阳光的抚慰中自然醒来，在宽敞、干净的房间里阅读写作，也热衷于社交和旅行。很快，他从一个小编辑逆袭为主编，出版了自己的书。

其实，化繁为简也是另一种富足，已经无用的物品该扔就得扔。那些在衣柜里挂了两年都不穿的衣服，大概率不会再穿了，可以考虑处理掉了。新的或九成新的可以送人，可以挂到二手市场转卖；能穿的旧衣服可以捐献给贫困山区；不能穿的旧衣服可以直接扔进可回收垃圾桶。那些放在抽屉里的无用杂物可以直接丢掉，比如过期的药物和零食、零件不完整的小玩具、不重要的单据等。那些无法再利用的包装盒、鞋盒和手提袋、塑料袋等，可以统统扔进垃圾桶。

断舍离的过程是改变生活方式的过程，是认知觉醒的过程，是我们通过审视物品与自我的关系，重新定义生活的意义。

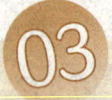

03 精简生活，看到心之所在

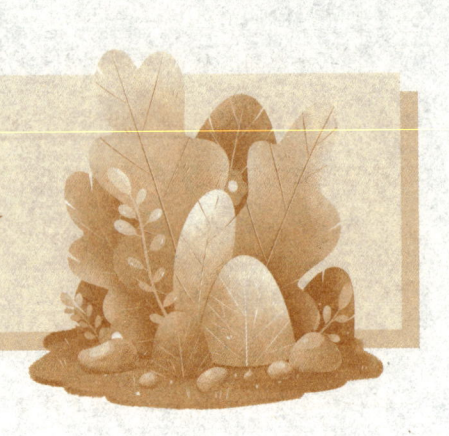

很多人认为断舍离就是"扔扔扔"，以为扔掉了多余的东西，就能过上轻简的生活。但现实却是，盲目的断舍离只会给人徒增焦虑，并不能直接带给人快乐。因为随着"扔扔扔"而来的是"买买买"，等于刚扔了一堆无用的东西，又买了一堆无用的东西。生活没有轻简，钱包反而"轻简"了不少。

如果内心没有规划，生活没有条理，随手扔掉的物品不但不会减少负担，反而会徒增烦恼。所以，断舍离并不是简单的"扔扔扔"，而是一种活在当下的人生整理观。简单来说，断舍离就是帮我们从旧的生活中脱离出来，让身心自由，并找到适合自己的、自己真心想过的生活，让自己的人生进入游刃有余的状态。

现实生活中，很多人喜欢跟风，过着并不适合自己的生活。

阿兰非常喜欢日式杂货风的生活方式，每次从视频中看到这样的生活博主，她都会心生羡慕。在靠自己的努力买了一栋小房子后，阿兰开始模仿日式杂货风装修和装饰自己的房子，房子到处被摆得满满当当的。

然而，时间一长，阿兰对这种生活渐渐感到力不从心了。她的工作很忙碌，每天回到家几乎没有时间收拾房间，而房间里的东西太多，今天弄乱一点，明天弄乱一点，用不了两天就变得杂乱无章了。

收拾起来也是一项大工程。各种各样的小摆件要一个个拿起来擦，否则就容易积灰。各种各样的挂布时不时要进行清洗，否则就成了灰尘的重灾区。还有客厅里、卧室里、厨房里各种可爱的地垫，它们虽然让房间看起来更加温馨了，但也增加了清洁的负担，不仅影响拖地，而且容易藏污纳垢。

渐渐地，整理和收拾房间成了阿兰的心理负担。后来她终于下定决心，将那些看似可爱却无实际用途的装饰品逐一清理，让房间恢复了简洁。虽然少去了很多打扫的麻烦，但她的心情却没有因此变得轻松，反而有些失落，总觉得这不是自己想要的生活。

断舍离不是让我们断掉所有的欲望，而是让我们直面自己内心最真实的欲望。其核心在于通过精简生活，更清楚地看到内心真正需要的是什么。这样的思维转变并非一蹴而就的，它需要我们反思自己的生活态度，如果丢掉所有东西让我们感到焦虑，那说明我们在一定程度上需要这些东西，应该适当保留，而不是全部扔掉。

在央视纪录片《生活的减法》的第三季中，有个叫武楷斯的小伙子，他是华南理工大学的高才生，却在毕业后一门心思地投入了旧物收集中。

他的家中被摆得满满当当，90%是收集来的二手物品，就连他身上穿的衣服都是二手的。当被问及为什么喜欢收集旧物时，武楷斯说，他觉得旧的东西是有温度的，会让他产生莫名的亲切感。因此，每每收集旧物时，他都全身心地投入其中，丝毫不理会外界看向他的眼神。2016—2024年，他陆续开了四家旧物店，拥有了三百平的旧货仓库。他很享受自己的生活状态——思想自由、财务自由、人身自由。

对于武楷斯来说，他的旧生活就是舍掉生命中不必要的部分，他的新生活就是别人丢弃的"旧生活"。他将有限的精力都用在了自己热爱的事情上，他真正关注的是自己内心的需求。

学会取舍是断舍离理念的核心。当你真正知道自己想要什么，那么辛苦也好，不被人理解也好，都不算什么，因为这就是你真正想要的。就如《道德经》中所说："少则得，多则惑。"人生就是一个删繁就简的过程，与其继续在物欲的深渊中沉沦，不如剔除那些该剔除的，留下那些值得留下的。只有这样，你才能掌控自己的生活节奏，获得真正的精神自由。

04 清理朋友圈，远离消耗你的人

有人说："和什么样的人相处，就会拥有什么样的命运。"人是环境的产物，我们每天和什么样的人接触，就会对我们产生什么样的影响，所以才会有"近朱者赤，近墨者黑"的古训。

如果我们身边都是积极乐观的人，我们的生活也会充满阳光。如果我们每天接触的都是烂人烂事，那我们的生活也会变得一团糟，因为烂人烂事会让我们思虑过度、疲惫不堪，变得消极不安。生活中，我们无法决定遇见谁，却可以决定亲近谁、远离谁。我们要学会做减法，减掉生命中那些低质量的、让我们产生精神内耗的人。

远离那些喜欢占便宜、做事没底线的人。这样的人喜欢将他人的劳动成果占为己有，认为天下所有人都欠他们的，理所应当为他们付出。在他们的世界里，只要不占便宜，就等于吃亏。他们的索取其实只是一种试探，只要我们妥协一次，他们下次就会更过分。跟这样的人相处，我们时刻会处在"被剥削"的位置上。遇到这样的人，我们应该果断放手，让他们成为生命中的过客。

　　远离那些喜欢道德绑架他人的人。这样的人不见得有多么高尚的品质，他们只是喜欢站在道德的制高点去对他人评头论足，以显示自己的优越感。与这样的人为伍，我们只会陷入自我怀疑的旋涡，失去自我价值。

　　一个女孩儿经常投喂小区里的流浪狗。有一次，她将自己投喂的视频发到了朋友圈，本意是想夸一夸流浪狗十分可爱，呼吁大家善待流浪狗。可视频下很快就有人评论："这么冷的天，带回家养吧！"

　　女孩儿耐心地回复说："家里已经有一只狗了，而且它很排斥其他狗狗入住。我已经给这只狗狗买了一个狗窝，而且狗狗身上的毛很厚，应该可以平安度过冬天。"结果女孩儿的解释并没有换来理解和尊重，而是一顿谩骂，那人说女孩儿并不是真的喜欢狗狗，而是拿流浪狗作秀。

　　女孩儿十分生气，在评论区和那人吵了整整一下午，也没能吵出个结果。最后她只能删除了视频，但内心的憋屈怎么也删除不了。

　　远离那些平时不联系，只在需要帮助时才出现的人。虽然说"君子之交淡如水"，真正的朋友不会天天黏在一起，但真正的朋友一定会在我们需要帮助时，第一时间伸出援助之手。相反，那些平时不怎么联系，只有在需要帮助时才会想到我们的人，在他们的心中，我们不过是一个可以利用的对象罢了。他们只会在困难时想到让我们"共苦"，而在顺境时却将我们遗忘。

　　远离那些见不得他人好，看到他人取得一点成绩就泼冷水的人。人性是自私的，有些人的自私不会伤害他人的利益；而有些人的自私是一点也见不得别人好，但凡身边有人超越了他们，他们就会心理不平衡，用各种手段使绊子；看到身边的人倒霉了，他们表面上嘘寒问暖，背地里却在窃喜不已。跟这样的人相处，我们不但无法感受到自己的价值，还会精神内耗。

人生的很多烦恼都来自跟错误的人相处。身边多一个悲观消极的人，人生就多了许多抱怨和扫兴；身边多一个内心狭隘的人，人生就多了许多挑剔和委屈；而身边多一个积极向上的人，人生便添了许多鼓舞和力量。

因此，我们要学会过滤自己的交际圈。当我们看清了一些人，不必直接翻脸，可以在表面上保持一种和谐的关系，但在内心里保持清醒和谨慎，守住适当的距离和分寸。成年人要学会筛选，不动声色地保持距离，这是成熟的表现，也是智慧的表现。

05 人间清醒，从放弃无效社交开始

身处社会，就离不开社交活动。有的社交活动能让我们结交到知心朋友，或者增长见识和能力；而有的社交活动则没有任何意义，被称为无效社交。所谓无效社交，就是在一段关系中，我们不但不能获得任何物质或情绪上的价值，反而会消耗自己的时间、精力、心力和注意力，让自己陷入精神内耗中。

生活中，有些聚会、饭局属于可有可无的无效社交，比如，一群人总是聚在一起不谈正事，只喝酒、吹牛、胡侃；参加不熟悉的朋友或不同圈子的朋友组织的饭局；等等。

参与这些无效社交活动的时间，我们明明可以好好休息，或陪陪家人，或跟真正的好友聚一聚，结果就这样白白地浪费掉了。我们既没有从中获得情感上的愉悦，也没有得到能力上的增长；既没有交到真正的朋友，也没能为自己的事业积累任何有益的资源。

而且，在这样的社交活动中，遇到的往往都是"话不投机半句多"的

人，结果不是与人发生分歧、冲突，就是压抑自己的内心，无形中增加精神内耗。

最后，无效社交缺乏深度沟通，我们难以在交往中找到共鸣，周围虽然围绕着许多人，却觉得更加孤独和不被理解，导致负面情绪萦绕心头。

清理人生，从拒绝无效社交开始。

拒绝参加那些"客套式"的聚会邀请，有些泛泛之交随口说出的聚会邀请往往不是真心实意的邀请，只是表面上的客套话而已；

拒绝参加那些层次差距大、兴趣不同的圈子，所谓"话不投机半句多"，硬挤进的圈子只会让自己感到格格不入，平添尴尬与压力；

拒绝参加那些凑数的社交，在这样的社交活动中，我们就是"凑数的"，是可有可无的存在，不但浪费时间，说不定还会产生一些无谓的花销；

拒绝参加那些次数频繁的社交活动，这样的社交活动缺乏深入的交流和沟通，聊来聊去都是吃吃喝喝，说来说去都是无聊的八卦；

拒绝参加那些人数众多的社交，在这样的活动中，大概率没有时间和机会去谈论比较有营养的话题，就算有，我们也未必能参与进去；

拒绝参加那些泛泛之交的喜宴邀请，虽然认识，但中间好多年不联系，要结婚了才通知你，这样的社交活动去了也只是"雁渡寒潭，雁去而潭不留影"；

拒绝参加那些单向讨好的社交，在这种社交活动中，我们无法得到尊重，也无法与他人进行平等的交流，反而会让自己失去尊严。

人与人相处，彼此要拿出十足的真心与发自内心的尊重，这样才值得双方花费时间去维系这份感情。相反，与缺乏真心和尊重的人相处，无疑是在浪费自己的时间和精力。

有时候,低质量的社交不如高质量的独处。只有将无关紧要的人和事请出生命,减少无效社交,我们才能腾出更多时间和空间来见识更优秀、更有趣的人,去开拓更广阔的天地。

06 厚名重利,是人生的负累

俗话说:"人过留名,雁过留声。"每个人都不想默默无闻、庸庸碌碌地活一辈子。但如果陷入对名利的无止境追逐中,得不到的想得到,得到了还想得到更多,人心便成了填不满的无底洞,最终在欲望的旋涡中痛苦周旋。

一个青年去山上拜访禅院里的老禅师。路上,他看到一头牛被绳子穿了鼻子,拴在树上,这头牛想离开树,到草地上去吃草,但它转过来、转过去都不得脱身,一直围着树打转。青年便想以此去考考老禅师。

到了禅院,青年问老禅师:"什么事团团转?"老禅师微笑道:"皆因绳未断。"青年愣住了,问道:"难道您也看见那头牛了?"老禅师摇了摇头,说道:"未见牛,只见人心。你问的是事,我答的是理。"

人心如牛,厚名重利如绳索,如果我们的心被其所牵绊,便如同那头牛一般了。

其实，名利本身没有错，错的是过度追逐名利的人。有的人被名利蒙了心智，只看到名利带来的好处，殊不知，若自己没有本事，徒有虚名，那便必须拿出浑身解数来保住自己的名，日子不但过得煎熬，结局也会很悲惨，最终身败名裂。若得到的是不义之财，那财富也会成为压在心头的巨石，让人寝食难安。

如果一个人将精力都放在追求名利上，那么他的精神世界将变得贫瘠荒芜，身心将变得疲惫不堪。相反，如果一个人能专注于内心的充实与成长，那么即使他身处简朴的环境，也能感受到真正的满足与幸福。

苏轼62岁那年，被贬海南。那时候的海南可不是现在的旅游胜地，而是一片荒蛮。苏轼登岛后，发现此处"食无肉，病无药，居无室，出无友，冬无炭，夏无寒泉"，简直可以说是"荒岛求生"。

但苏轼心态极好，没有书可读，他就自己抄书看；没有肉可吃，他就自己捕鱼种菜；没有药可医，他就自己采草药调理。他每天练气、念佛、采药、写诗、作文，将困境化为生活的诗意。

岛上淡水缺乏，他就教百姓们打井取水；百姓们不善耕种，他就指导百姓们农耕，还自己制作农具。后来，他听说城东有一个学堂，便自作主张地成了岛上的"编外教师"，许多学子慕名而来，听他讲授诗书。

岛上的生活既艰苦又充满挑战，但苏轼的内心比在朝为官时轻松得多。这里没有钩心斗角，没有尔虞我诈，只有纯净的自然与淳朴的民风，还有美味的生蚝。

苏轼本打算就在岛上度过余生，却又意外接到朝廷赦免的诏书。回去的路上，苏轼只想回乡养老。因为在他心中，早已不在意外在的荣华富贵，而是更在意内心的宁静与自在。

　　心灵的必需品从来都是最简单、最质朴的。美国作家梭罗在《瓦尔登湖》里说："一个人，放下得越多，就越富有。"适当地放弃一些东西，并不会造成严重的损失，反而是越贪心的人越容易一事无成。

　　"不以物喜，不以己悲"，当我们有了这样一种心境，就能把大悲大喜、厚名重利看得很小、很轻、很淡，不为名利所困，不为外物所扰，没有过多的期待，也不用担心失去。如此，最是自在。

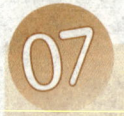

07 远离垃圾信息，重回岁月静好

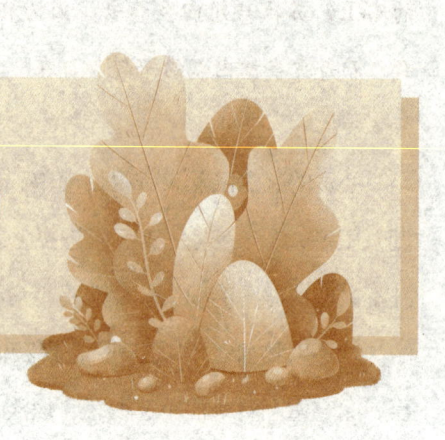

曾经，我们生活在信息匮乏的年代，一张报纸，一段广播，都能让我们沉浸其中，反复品味许久。如今，我们的生活被各种各样的信息轰炸着，从早到晚，手机、电脑、电视，无时无刻不在推送着海量内容。

然而，有些信息的出现没能让我们的生活更加丰富多彩起来，反而让我们陷入了信息的泥沼中。

回想一下，你是否收到过这样的信息？

中医告诉你，这些食品是健康的杀手，千万不能吃；

怪不得现在的孩子发育早，原来食品里全是添加剂；

有专家声称房价将暴跌，引发恐慌；

……

这些信息免不了以人工合成的人物形象和耸人听闻的标题为诱饵，内容往往虚假而浮夸，目的只是吸引眼球，博取点击量。我们在一条条这样的信息中，不仅浪费了时间，还可能被误导，产生焦虑和恐慌。

我们以为算法是"贴心小棉袄",总能精准地推送我们的所需所求,却不知它正在悄然织就"信息茧房",大数据就像个"偷窥狂",把我们的喜好摸得透透的,然后不断向我们投喂同质化的信息。我们爱看娱乐八卦,它就让我们沉浸在娱乐圈的家长里短里;我们支持某个观点,它就只给我们推送同类的言论,把我们变成井底之蛙……

各种各样的信息打开了让我们了解世界的大门,也让我们遭受着很多未知的冲击与挑战。我们若对有些信息放松了警惕,未去辨别它们的真伪和考量它们的逻辑,而是盲目地接受,甚至传播,这些信息的泛滥就会侵蚀我们的判断力,更会在无形中扭曲我们的价值观。每当我们看到这样的信息时,内心受到的不是滋养,而是滋生出一丝难以言喻的无力感,对生活、对社会、对人生充满了失望和迷茫。

更重要的是,我们的时间和精力就在这样一条条垃圾信息中被浪费掉了。我们每天为别人的苦难人生掉眼泪,为别人家的孩子操碎了心,为别人家的家长里短跟陌生的网友吵得天昏地暗……而我们自己的生活在这种无谓的担忧中悄然流逝,最终发现自己一事无成。

同时,如果我们总是把珍贵的注意力放在一些能挑起情绪的负面信息上,那我们的思考能力将会被严重干扰。当刷碎片化信息成为习惯时,我们的注意力就会被严重切割。

32岁的设计师林默突然发现自己每天至少要解锁手机137次。这个发现促使她开始了为期三个月的"信息排毒"实验:卸载所有资讯APP和短视频APP,关闭非必要通知。第一周戒断反应严重,闲时总是不自觉地摸向口袋;到了第三周,她开始带着素描本记录车窗外的城市光影。

变化在潜移默化中发生了：曾经需要3小时完成的方案现在90分钟就能定稿；重新拾起画笔绘制的水彩画被画廊选中参展；最意外的是失眠不药而愈——原来，那些睡前刷的"助眠视频"才是真正的睡眠杀手。

现在，林默的手机首页只有常用的功能图标。"我们总担心错过什么，"林默在个人博客中写道，"但真正重要的东西从来不会在信息洪流里与我们擦肩而过。"

当然，科技时代人人都离不开网络。在无法与各种信息隔离的当下，我们可以选择不看垃圾信息，多看有益的信息。经济学中有一个概念，叫作"你的注意力在哪儿，钱就在哪儿"，这个概念用在人生中也非常合适。

如果你总觉得"为什么我这么努力，还是一事无成"，那有可能是你的注意力都用来关注垃圾信息了。如果你关注的都是垃圾消息，那么你吸引来的就都是负面能量。如果你看到的是垃圾信息，如"1000多万大学生毕业即失业"的信息，那么你就会对人生充满悲观和焦虑，忽视那些积极的政策和机会。但如果你关注的是有益信息，如你看到的都是"某某大学生通过业余时间学习技术，未毕业就赚到10万"，那么你的生活就会充满希望和动力。

学会筛选信息，才能不被垃圾信息左右，才能在纷繁复杂的信息海洋中找到真正有价值的内容，才能让自己的人生重回岁月静好。

忙时有序，闲时有趣

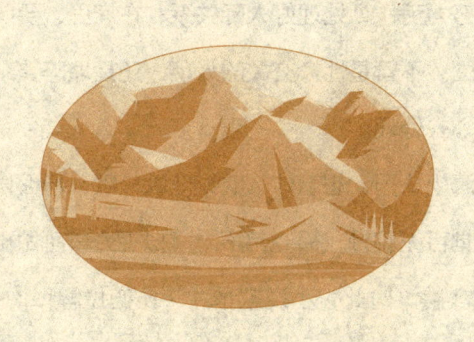

勤靡余劳，心有常闲。

——东晋诗人　陶渊明

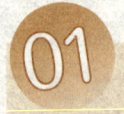

01 无论多忙,事情也要一件一件做

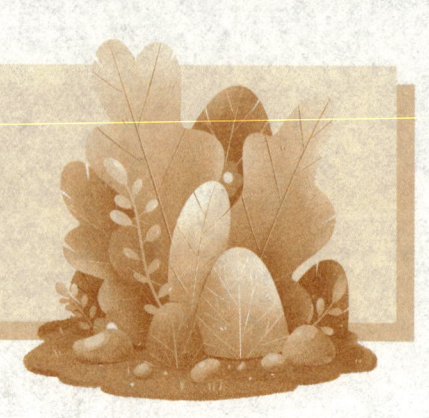

现在人们称自己为"牛马",意思是像牛马一样,日夜劳作,奔波不停。在外面,要努力工作,处理好人际关系;在家里,要照顾好家人,营造和谐的家庭氛围。不管是性命交关的大事,还是琐碎繁杂的小事,都需要认真去做,用心去处理。

因此,人人渴望清闲,想着什么时候能歇一歇。但很奇怪的是,真的闲下来了,又感觉百无聊赖,横竖都不对。似乎无事可做更让人不安,失去了忙碌时的充实感。对此,小说家米兰·昆德拉解释说:"一切重压与负担,人都可以承受,它会使人坦荡而充实地活着,最不能承受的恰恰是轻松。"

人在忙碌的时候,其实正是自己在不断地进步和提升。而且因为手上有事情、心里有奔头,生活也会变得更加丰盈和充实。所以有人说,忙碌其实是一种幸福;也有人说,忙碌可以治愈一切;还有人说,忙碌可以治愈一切矫情。

我国新闻漫画界的泰斗方成老先生享年100岁，他在晚年仍坚持创作，思路非常敏捷。很多人问他养生之道，他作了一则顺口溜作为答案："生活一向很平常，骑车书画写文章。养生就靠一个字——忙！"

可见，忙并不是坏事。只有过度忙碌，忙而无序，才会让人感到焦虑和烦躁。很多时候，人们会因为忙着做这件事，又想着另一件事，而乱了方寸，结果导致越忙越乱，越乱越忙。其实，无论多忙，事情总要一件一件去做。越是忙碌的时候，越要稳住心态，根据自己的能力，找到合适的节奏，如此才能一步一步把事情做好。

忙也要忙得有条理。所谓有条理，就是井井有条，它不仅指行动上的安排，还包括心理上的准备。有条理地做事情看似简单，实则需要一个强大的大脑来支配自己的行为。

我们需要清楚地记得每件事的时间、地点、人物、目标，以及相关的细节。对每件事的前后关系要有明确的认知，比如，A事处理不好，不妥帖，不利落，可能就会引起B事的无条理，甚至出现一件事情千头万绪、无法理清的情况。然后将要做的事情分门别类，排列优先级，明确主次，这样即使在忙碌中，也能保持清晰的思路。

那些重要且紧急的事务要放在首位处理。我们需要明确自己在什么时候精力充沛，这个时候就适合处理棘手的事情；什么时候思维比较混乱，这个时候就适合做一些轻松的事或无关紧要的事。对于一些简单的、有规律性的事，我们要限定时间，并且尽量缩短时间。同时，预留出一些时间处理可能发生的意外状况。

对于棘手的问题，我们可以这样问自己：困难的核心在哪里？现在我能做什么？不能做什么？如果搞砸了，最坏的结果是什么？通过这样一层一层地梳理，一些比较简单的、眼下就能解决的问题会浮现出来。我们就可以按照从易到难的顺序，逐步将问题解决掉。

做到这些，我们就能将大脑从每日杂乱的事情中解放出来，减少压力和焦虑，愉快地面对忙碌。

著名数学家华罗庚在讲述统筹方法时，举过一个沏茶的例子。茶叶有了，火也生了，但没有开水。开水壶、茶壶、茶杯都要洗。这一切该怎么安排呢？

通常，人们会先把开水壶、茶壶、茶杯洗干净，准备好茶叶，一切安排妥当后，再烧开水，水开后再泡茶。也有人会洗净开水壶后，灌水，烧水，坐等水开，才慢悠悠地洗茶壶、茶杯，拿茶叶，泡茶。

这两种方法都需要约20分钟，都没有问题，但都不是最高效的方式。那最省时的方法是什么呢？首先洗净开水壶，灌水，烧水，等待水开的空隙，洗茶壶、茶杯，拿茶叶，水开了泡茶。这个过程需要约16分钟，比起前两种方式节省了约4分钟。这看似简单的泡茶顺序，其实大有乾坤，需要我们把洗水壶、茶壶、茶杯，拿茶叶，烧开水的每一个步骤精确到分。

这就是有条理的好处，不仅能节省时间，还能让整个过程更加流畅。当我们面对繁重的工作时，能够做到如此，便能生出一份坦然和从容，远离焦虑和精神内耗。就如美国作家、哲学家罗伯特·富尔格姆所说："简单明了、有始有终的行动，往往能消除无尽复杂的事情给我带来的困扰。"

关键时刻的临危不乱来自平时不慌不忙的积累。所以，在日常生活中，我们要有意识地培养自己有条不紊的能力，专注于当下的工作，享受在忙碌中成长的过程。在这种状态中收获效率满满的成就感，在忙碌中找到乐趣和满足，实现自我价值，过有意义的人生。

02 珍爱生命，从好好睡觉开始

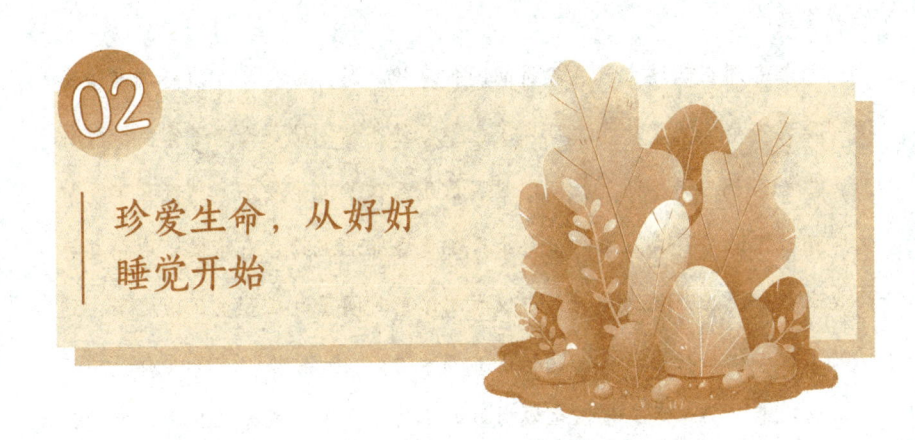

在很多人眼中，睡觉是生活中最稀松平常的事情，是人体的本能，所以谈不上什么好与不好，能睡着就行。所谓好好睡觉，并不是说要睡在多高级的床上，而是带着一种面对生活的好心态入睡。

人的一生约有 1/3 的时间是在睡眠中度过的。可以说，睡眠是生活质量的一面镜子，它反映了一个人的生活方式和身体状态，也是一个成年人最高效的惜命方式。但很多人不以为然，甚至有人说"生前何必久睡，死后自会长眠"，似乎睡觉是一件可做可不做的事情，是一件会浪费时间、浪费生命的事情。

有一名老师，连续几天头痛，她都没当回事。有一天，她连续上了两节课后，头痛更加剧烈，到了难以忍受的地步。于是她连忙到医院检查，做完一系列检查后，并没有查出什么大问题。

医生给出的诊断是熬夜与过度操劳导致的头痛，并无大碍，只是需要好好休息。

原来老师在阐述自己这段时间的作息状况时，医生才发现她确实很久没有睡过一个好觉了。马上期末了，学习任务重，她每天回了家要批改作业，要与家长沟通，还要抽空学习。前几天孩子又生病了，她经常半夜起来照顾孩子，早晨去上班时，整个人都是昏昏沉沉的。有时候，中午在办公桌上趴一会儿，就算是一天中仅有的休息时间了。在重重压力之下，到了晚上，她反而睡不好了，躺在床上翻来覆去，一点儿睡意都没有。

这次老师回家后，按医生嘱咐好好休息了。等到醒过来时，她感觉到了久违的神清气爽。她这才意识到，好好睡一觉是多么重要。

每熬一次夜，都是朝着死神前进一步。很多人都是等到失去健康了，才会意识到这个问题。中国睡眠医学协会研究提醒："90%的年轻人猝死、心肌梗死等都与熬夜有关，长期熬夜就等于慢性自杀。"很多人每天早晨起床的时候，都发誓晚上一定要早点睡觉。然而，到了晚上，又不自觉地拿起手机，不经意间就到了深夜；有时候是加班，不知不觉就到了夜里12点；有时候是想起了一些烦心事，在困扰之中彻夜难眠……

德国哲学家叔本华说："人类所能犯的最大错误，就是拿健康来换取其他的身外之物。"半夜玩手机并未给我们带来更多的快乐或提升；晚上加班赶出来的工作，质量并不高；冥思苦想要解决的难题，也没有找到更好的答案……反而浪费了我们睡眠的时间，让我们的精神状态急剧下滑。

北宋理学家程颢有诗云："闲来无事不从容，睡觉东窗日已红。"对生命最大的尊重就是好好睡觉。

某位作家有段时间吃不下、睡不好，便跟禅师聊了聊。禅师说他需要修炼，作家对此很是疑惑，吃饭、睡觉要怎么修炼呢？

禅师回答说："饿了就吃饭，困了就睡觉。"

这不是人之常态吗？怎么能算修炼呢？作家更加不解了。

禅师解释道："凡人吃饭时，左顾右盼，想这想那，千般计较，万般思虑；该睡觉时，左思右想，愁这愁那，思绪万千。而修行者，吃饭时只想吃饭，睡觉时就是睡觉，别无他念啊！"

莎士比亚说："一切有生之物，都少不了睡眠的调剂。"好好睡觉，当你经过一夜充足的休息后，第二天早晨，头脑才会更加清醒，思路也会更敏捷，更容易完成那些需要集中精力才能做到的事情，也更容易做出明智的决策。好好睡觉，才能照顾好自己，才能用饱满的热情去追求那些你想追求的未来。

03 运动,是一剂拯救人生的良药

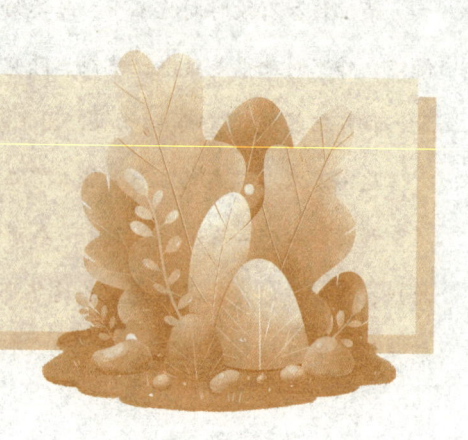

在生活忙碌的情况下,你最先放弃的一件事是什么?

很多人会选择运动,因为工作了一天已经很累了,没有精气神再去挥汗如雨了。或者时间紧迫,很多事都比运动更加重要。再或者心里想运动一下,但身体的惰性却只想让你躺在床上玩手机。

其实在原始社会里,人类是一种有耐力的动物。可是随着时代的进步,越来越多的人从事脑力劳动,长期久坐,缺乏运动,导致身体机能逐渐退化,跑两步就气喘吁吁,跳两下就心跳加速。于是,运动不再是很多人的刚需,而是变成了一种负累。然而,正是这种被忽视的运动,才是维持身心健康的基石。

很多长期坚持运动的人反馈:运动让他们拥有了更好的生活习惯,更规律的作息时间,让困扰他们多年的疾病消失了;让他们走出了失恋、失败的阴影,重新找回了生活的热情;让他们更具有持久性和计划性,无论做什么事都更加游刃有余,效率和成绩显著提升。

运动能让人变得更加聪明。人类原本以为，大脑的神经元是固定不变的。但科学家通过实验惊奇地发现：运动可以促进神经元的增加，让大脑的神经网络更丰富，由此，人们的记忆力得以增强，学习效率得以提高。

人在运动后，大脑处于兴奋状态，思维会异常敏捷，创造力也会随之提升。同时，运动还能让人更快摆脱抑郁、压力等负面情绪的影响。哈佛医学院的老师詹妮弗·肖说："人们只知道运动有利于身体健康，却并未考虑到其对心理健康的作用。"

一位主持人曾经患上抑郁症，后来他将跑步当作缓解抑郁的方法，渐渐地治好了疾病。他说："现在抑郁和焦虑是年轻人经常面对的问题，而体育生则开心很多。我经历过很多挫折和打击，但我还是开开心心地活着，为什么？我不舒服的时候出去跑啊，一身汗流下来，就觉得好多了！"

研究表明，运动的时候，大脑会分泌释放出一种名为"内啡肽"的神经递质，它就像在我们的体液中加入了快乐因子，随着体液流动漫布全身，每一个细胞都能感受到这种快乐因子，从而有效缓解压力，提升情绪。

运动还能让我们更加热爱生活。试想一下，当我们的身材变得凹凸有致或变得挺拔强壮时，我们是不是会变得更加自信呢？人越自信，就越享受挑战的过程，越能在逆境中保持乐观。这种由内而外的改变不仅提升了个人魅力，更让生活充满了无限可能。

所以，运动起来吧！让生活的一切不快，在一次次的挥汗如雨中得到释放和疗愈。

你可以选择一项自己喜欢的运动，比如游泳、羽毛球、篮球、网球、乒乓球、蹦床、健身操、瑜伽、慢跑、散步等。如果运动对你来说不是一件快乐的事，那你一定无法长期坚持下去。一定要找自己十分喜欢的运动，这样才能长期坚持下去，并享受整个运动的过程。

当运动已经成为你的一种习惯后，你可以尝试丰富运动的种类。因为想要通过运动锻炼大脑，我们就要给它适度的压力，让大脑在自己的拉伸区里反复练习，这样才能刺激大脑不断地学习、进化。因此，我们要不时更新运动计划，增添新的运动项目，然后不断挑战与适应。比如在适应了爬山的节奏后，去尝试游泳；习惯了游泳的强度后，去体验打球。

任何一项运动之后，我们的大脑都能变得活跃起来，在这个时候，进行高强度、高难度的脑力活动，不但能更高效地完成任务，还能让自己变得更聪敏。

或许有人会说："我真的很忙，根本抽不出时间来运动。"其实，只要你想运动，总会有办法的。再忙的人，一分钟的时间总可以挤出来吧！

一分钟我们可以做什么呢？

一般情况下，我们可以做 100 次原地跳，可以做 20 个俯卧撑，可以做 50 ~ 100 个开合跳，也可以做一组拉伸运动。哪怕是简单的扭扭头，转动一下肩膀，也能让紧绷的肌肉得到放松，让紧绷的大脑神经感受到一丝愉悦。

关爱自己，就要先照顾好自己的身心。让运动给生活加点开心的佐料，激发身体的能量，享受运动给身体带来的福利吧！

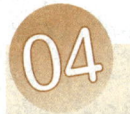

04 生活的难题,在书中自有答案

随着电子产品的普及,阅读纸质书籍的人群正在日益减少。尽管大家都知道读书带来的好处,但生活中打破阅读习惯的诱惑太多了,游戏、短视频、聚会……尤其是结束了一天的忙碌之后,面对读书总是有心无力。

还有一些悲观主义者觉得,读了那么多书,最终还是回到一座平凡的城市,打一份平凡的工,组建一个平凡的家庭,所以读书有什么用呢?

关于读书到底有没有用,那些有文化的人最有发言权了。

余华说:"读书不仅仅是读书,而是为了去感受生活,理解生活。"

钱锺书说:"如果不读书,行万里路,也只是个邮差。"

加缪说:"只要我还一直读书,我就能够一直理解自己的痛苦,一直与无知、狭隘、偏见、阴暗作斗争,见招拆招。"

读书确实不是人生唯一的出路,不过却是一条让你去看世界的路。

那些脚步丈量不到的地方,文字可以带你去。很多人认为,见世面的方式就是看过不同地方的风土人情。然而,当那些历史古迹没有了文化的加持，那跟一个普通的地名又有什么区别呢？见世面不是见过全世界，而是理解全世界，明白世界不止一面，而读书就是让我们最快见到世界不同面的途径。

没有任何东西可以像书籍一样，让每个人都能得见广袤天地：读地理书能让我们领略世界各地的风土人情；读历史书能让我们如时空旅者去亲临王朝更迭，感受传奇人物的悲欢离合；读科普书能让我们探索宇宙奇妙……

你可以足不出户，只通过文字就能穿越时空，与大师交流，与古人对话，到任何你想去的地方，看长河日落，看星辰大海。

读书可以让我们的心灵得到滋养，视野变得更加宽广。

书本里有没有"黄金屋"我们不知道，但一定有更好的自己。人与人之间的差距，有的是从一出生就注定了，有的是靠读书一点一滴拉开的。对于普通人来说，读书就是实现阶层跨越的最佳途径。

本杰明·富兰克林出身于一个蜡烛匠家庭，是家中的第十个孩子，仅接受过两年的正规教育。12岁时，他进入兄长经营的印刷所做学徒，这个决定彻底改变了他的人生轨迹。

在印刷所工作期间，富兰克林接触到大量书籍、报刊，如饥似渴地阅读各类哲学、科学、历史和文学作品。通过系统性的自学，他不仅掌握了印刷技术，更培养了理性、务实的世界观。虽然缺乏正规教育，但他通过研读科学著作和自学数学，最终在电学领域取得了突破性成就，发明了多项实用装置。

在写作方面，富兰克林独创了一套高效的学习方法：选择优秀文章进行摘要、复述、比较和改写，通过反复练习掌握了简洁有力的文风。后来，他创办报纸并出版了一本广受欢迎的年度读物，书中充满智慧格言和生活建议，不仅传播了实用知识，也为他赢得了声誉和财富。

  从印刷学徒到发明家、作家，富兰克林的人生轨迹证明：持续的学习和阅读能够突破出身的限制，改变一个人的命运。

  今天的你开始读书，那明天的你一定会优于今天的你，你以后的生活一定会优于你现在的生活。

  这就是文字带给我们的力量，它可以带给我们打破人生边界的底气，积累不断超越自己的资本。

  一个人越是想要精进，越需要书本的沉淀和文化的加持。我们读的"万卷书"会潜藏在我们的气质里，让我们的气质更加优雅；会潜藏在我们的谈吐上，让我们的谈吐更加风趣；会潜藏在我们的胸襟里，让我们的胸襟更加广阔。当然，它也会幻化到生活中，成为我们迷茫时的一盏指路明灯。

  那些可以笑对生活苦难，并将苦难转化为力量的人，不是他们生来强大，而是他们读书读得多，他们从书中汲取到的智慧，正好可以让他们正确地面对人生中那些突如其来的变故。

  所以，别抱怨读书苦，也别把读书当作闲暇时才能去做的事，要把它当成一种习惯，哪怕每天十分钟，也足够让心灵得到滋养。日积月累，你会发现你跟别人不一样了。那些不读书的人，他们目光所及，就是他们的全世界；而那些读书的人，他们的视野能穿透迷雾，看到更远的风景。

  阅读让许多烦恼有了最好的解药，能帮助我们走出焦虑和精神内耗的状态。好好读书吧，用书本的厚度去丈量人生的深度，用知识的沉淀去丰富自己的生活。

05 世界那么大,应该去看看

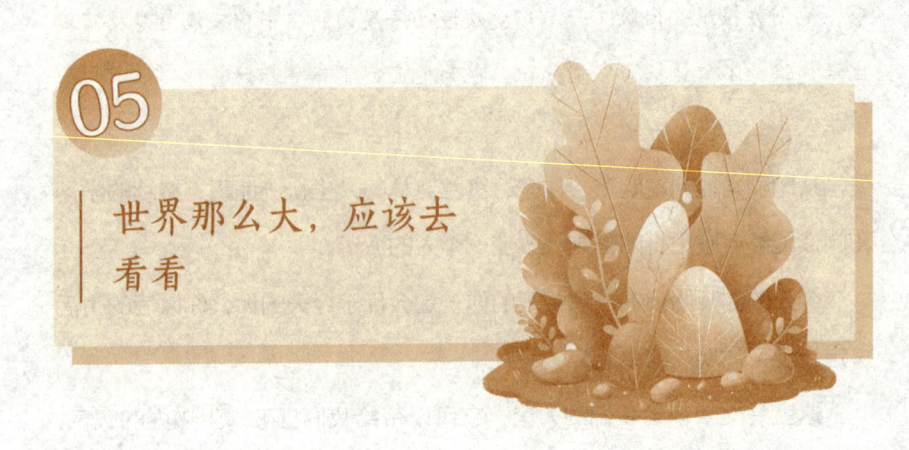

有人说:"人生至少要有两次冲动。"一次是来一场奋不顾身、轰轰烈烈的爱情;一次是来一场说走就走的旅行。

一场奋不顾身的爱情,或许需要一些缘分的加持,但是一场说走就走的旅行,只要有时间,就可以去实现。那它的意义在哪里呢?

借用诗人余光中的一句话来回答:"旅行的意义并不是告诉别人这里我来过,而是一种改变。"改变你现在正在经历的早九晚五的生活,改变你内心的疲惫与麻木,改变你对生活的厌倦与无奈,改变你对世界的认知与态度。

如果当下的生活让你疲惫不堪,如果现在的人生让你充满失望,那旅行不失为一种重新审视自我的方式,或许能让你在陌生的风景中找回初心,在未知的旅程中发现新的可能,从而重新点燃对生活的热情。

人们常说:"没有观世界,何来世界观?"人的经历来自经历过多少事与看过多广阔的世界,从这些经历中,我们可以对人生进行深度的思考与总结。

自古以来,很多诗人都对旅行情有独钟,比如李白。从25岁开始,他便踏上漫游之路,足迹遍布大江南北。山水有幸,李白将所到的地方的景观都化作了诗歌。天门山在李白的笔下,是"天门中断楚江开,碧水东流至此回";敬亭山在李白的笔下,是"众鸟高飞尽,孤云独去闲";庐山瀑布在李白的笔下,是"飞流直下三千尺,疑是银河落九天"……

虽然李白一生不得志,但山灵水秀给了他无尽的创作源泉,他将旅行途中遇见的形形色色的人和事,遍尝的酸甜苦辣、悲欢离合,一一化为华彩辞章,既为后世留下了宝贵的精神财富,也慰藉了自己那颗孤寂的灵魂。

在旅途中,不管是吃美食、看风景,还是遇见有趣的人、体验不同的文化,对于我们而言,都是一剂治愈心灵的良药。在远离喧嚣的山水间,我们得以暂时放下生活的重担,让心灵得到休憩。那些沿途的风景、陌生的人文,不仅能拓宽我们的视野,更能在潜移默化中重塑我们的内心世界,让我们在回归日常后,以更加豁达的心态面对生活的种种挑战。

很多人可能会说:"旅行的好处我都知道,但我没钱。"这是很多人对旅行的误解,认为旅行必须花费巨资。就像歌曲《我想去桂林》中唱的那样:"我想去桂林呀,我想去桂林,可是有时间的时候我却没有钱;我想去桂林呀,我想去桂林,可是有了钱的时候我却没时间。"其实,真正的旅行花不了多少钱。旅行和旅游不一样,旅游是一种消费行为,是打卡热门的景点,是跨过山河大海去看人山人海,是为了跟名胜古迹合影。而旅行是一种心灵的探索,是用心去感受一路的风景和当地的历史文化,是随遇而安,看山看水,看海看云,看川流不息,看安然静谧,看云卷云舒……看这世间不一样的风景。

  网友莱克西本打算趁周末去承德尝一尝杏仁豆腐和羊肉汤，结果却错上了一辆开往沈阳的火车。面对这个意外，她毫不犹豫地补了票，带着一个双肩包，没有洗漱用品，没有厚衣服，踏上了去沈阳的旅途。

  因为没有做攻略，她不知道哪里的饭好吃，什么酒店更实惠，只能让出租车司机推荐个他常去的烤肉店，到了却发现那里的烤肉异常美味。住宿就找了烤肉店旁边的一家连锁酒店，办理了入住手续后，她本想徒步去景点，但经过剧院时，她临时改主意听了三个小时的二人转，收获了一波最朴实的快乐。

  她发现，旅行不一定非得依靠一些攻略，看见什么吃什么，看见什么体验什么，反而增加了跟当地人交流的机会，可以跟出租车司机聊聊社会百态，和卖菜的大姨聊聊市场女强人的轶事，和公园里的大爷下象棋……比起曾经那些精心规划的精致旅行，这场意外的旅途给她留下了更加难忘的体验。

  真正的旅行不需太复杂，不必一味追求高层次。没有舒适的酒店，你可以荒野露营；没有餐厅、饭店，你可以自己在户外做饭。在这趟旅程中，你会遇见问题，也会遭受挫折，这些都需要你一一去克服。但正是这些挑战让你学会独立与坚韧，让你在旅行中遇见更好的自己。

  旅行不在于去哪里，而在于心灵的感受，心在哪里，脚步就停在哪里。世界那么大，当我们看过祖国的大山大河，看过世界的名胜古迹，眼界就大了，心就宽了，事就小了。

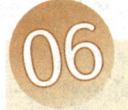

06 兴趣爱好，可抵岁月漫长

有人说，好的生活应该张弛有度。忙碌的时候，专注其中，竭尽全力把事情做好；休息的时候，用心感受，发现生活的滋味与快乐。

生活有多种滋味，也有多种快乐。兴趣爱好便是其中一种重要的调味剂。

网上有这样一个问题："真正闲下来了，你会做什么？"

有网友分享了自己的亲身经历：

"刚辞职时，我每天都过得很舒服，熬夜看球赛，睡到自然醒，醒来打游戏，饿了叫外卖。但没过多久，我发现我的生活发生了很大变化。我变得越来越懒，作息越来越晚，日子过得黑白颠倒。身体开始出现各种不适，精神状态也大不如前。这才发现，这样的'闲'并不会让人的身心状态变好，反而会让人走下坡路。"

社会上流传这样一句话："人的差异在于业余时间，业余时间生产着人才，也生产着懒汉、酒鬼、牌迷、赌徒。"放松不是放纵，聪明的人都把闲时当成增值期，发展自己的兴趣爱好，学习新技能，提升自我。

一位清洁工十分喜欢诗歌，她白天起早贪黑扫大街，晚上回家独自写诗。

这样的生活，她坚持了四年。在这四年里，她写了300多首诗歌作品，其中很多都发表在报纸、杂志上，还获过奖。为了增加自己的知识和涵养，她还坚持读书，自学大专课程，不断给自己"充电"。

在接受采访时，她说："做清洁工是为了谋生，读书和写诗才是我最喜欢的事。"

她就是湖南长沙环卫工黄新生。见过黄新生的人，都觉得她跟读书和写诗完全不沾边，但她就是凭着自己的一腔热爱，把日子过得风生水起。

人生最悲哀的莫过于不知道自己的兴趣爱好，这样的人生就像荒凉的沙漠，没有绿洲，没有方向，只有无尽的迷茫与空虚。那些喜欢胡思乱想、容易内耗的人，大多没有兴趣爱好。

叔本华说："在基本的物质生活满足的基础上，一个人精神上的自给自足就是幸福生活的来源。"拥有兴趣爱好的人，就像找到了生活的绿洲，他们在忙碌之余，依然能找到心灵的栖息地，让生活充满色彩与活力。

杨绛是我国著名作家、翻译家和外国文学研究家，人们经常尊称她为"杨绛先生"，这不仅是对她学识的敬仰，更是对她人格魅力的认可。

在特殊时期，杨绛先生被下放到干校，她每天要打扫厕所，还要在牛棚里反省。面对这样的日子，她依然没有放弃自己的兴趣爱好。打扫厕所时，她就在厕所里读几页书；在牛棚里，她就默背几首古诗。每天，她都忙里偷闲地坐在小马扎上，一边自学西班牙语，一边翻译《唐·吉诃德》，最终完成了这部八卷本的经典译著。

80多岁时，杨绛先生先后送走了丈夫和女儿，之后便深居简出，一头扎进书堆。18年的时间里，她每日笔耕不辍，整理出了钱锺书的所有学术遗稿，还翻译了柏拉图的《斐多》，出版了散文集《我们仨》，编订了足足有250万字的《杨绛文集》。

杨绛先生活到了105岁，在孤独前行的日子里，她没有被凄苦与孤寂击垮，而是用她热爱的文字谱写出了生命华丽的乐章。这或许就是"热爱可抵岁月漫长"的真实写照吧！

日子可以清闲，但不能荒废。不要觉得自己现在岁数大了，培养兴趣爱好晚了；也不要觉得成年人为了培养兴趣爱好费时费力、不划算。哈佛大学医学院教师杰弗里·雷迪杰在《自愈的概率》一书中强调："兴趣爱好在人生的任何时候都需要。"

尝试用兴趣爱好去装点自己的生活，不管是摄影、绘画也好，还是音乐、写作也罢。在空闲的日子里，用镜头去定格生活的美好；用画笔去描绘心中的风景；用歌声、琴声去宣泄郁闷的情绪；用文字去梳理烦乱的内心。用兴趣爱好去充盈自己的内心，让每个孤单前行的日子都充满情趣和美好，让生活不再只是单调的重复，而是变成充满诗意与激情的旅程。

再好看的皮囊也抵不过岁月风沙的侵蚀，让人生永不褪色的，是内心的丰盈和有趣的灵魂。即使"人生如逆旅，我亦是行人"，只要心中有热爱，便能驱散生活的阴霾，点亮生命的灯塔。

07 拥抱无聊，放空自己

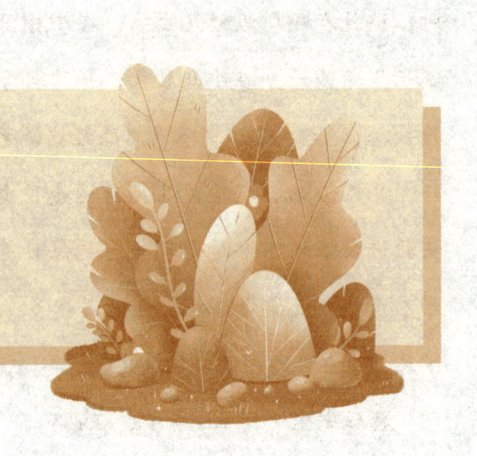

如果有一天，你不用工作，不用做家务，也不用看孩子，父母不需要你操心，朋友不需要你帮忙，爱人也不在你身边，你会选择做些什么呢？

相信大部分人会选择找事情做，要么把自己想了很久但没有做的事情做了，要么把未来可能要做的事情提前做了，实在没事情可做，就玩手机、追剧，总之不能让大脑闲下来，因为大脑一闲下来，人就会觉得无聊。

人一旦觉得无聊，就会产生一种负罪感，觉得大好的时光被自己白白地浪费了，只希望自己能快点熬过这段时间，进入一个有目标、有活力的阶段。有人称这种心理为"无聊焦虑"，俗称"闲得慌"。

这可能跟我们从小受到的教育有关。当我们写着作业开始发呆时，就会被批评走神了；当我们趴在窗户上看着窗外时，就会被批评浪费时间；当我们做一件事做做停停时，就会被批评"磨洋工"……所以，长大后的我们不敢无聊，因为无聊意味着"懒散"，意味着不求上进，意味着浪费时间和生命。

在荒诞戏剧《等待戈多》中，两位主人公不知道他们等待的戈多什么时候会来，于是一边等待，一边做出各种匪夷所思的行为。他们把靴子脱掉又穿上，他们吵架、演戏，甚至解下腰带上吊。

可见，无聊和焦虑关系十分密切，我们既会因为焦虑而觉得无聊，也会因为无聊而感到焦虑。于是就陷入了越无聊越焦虑、越焦虑越无聊的恶性循环中。

但事实上，无聊本身没有任何问题，甚至有时候，无聊还能带来一些积极的作用。

无聊就像一个信号，它给了我们觉察自己状态的时间。当我们觉得无聊时，这或许是无聊在提醒我们，我们目前的工作或学习太单调了，或者我们太累了，需要休息了。无聊还能激发人的创造力，因为无所事事，我们可能会去尝试一些平常想不到的事情。总之，无聊并不是一件坏事，尤其是在大多数时间都被琐事填满的当下社会，无聊更像一件奢侈品。

不要一无聊就焦虑、害怕，学着去享受无聊，享受此时此刻的无所事事，构思如何找有趣的东西来填满它，这也是一种难得的能力。

有一部名叫《有熊谷守一在的地方》的纪录片，记录了一位94岁的画家熊谷守一在一座小镇上的生活。

熊谷守一住在一间很普通的房子里，房子有一个院子，在他人生的最后30年里，他一步也没有踏出这个院子。他每天的生活就是跟路过的飞鸟打招呼，驻足观看树叶上的蝴蝶，趴在地上抓会跳的青蛙，坐在池塘边看莲叶下的金鱼，追跑掉的猫，跟树枝上的螳螂对视，看一只蚂蚁爬行……

他做过一个梦,梦里有一个神灵穿过院子而来,神灵问他愿不愿意去广阔的宇宙探索奥秘,他看着心爱的院子,说:"这个院子对我来说,已经足够宽广了。"

蚂蚁走路先迈哪条腿?我更想与哪条小鱼做朋友?院子里的石头是从哪儿来的?……这种在别人看来无聊的问题,对熊谷守一来说却是最有趣的。

纪录片的最后,摄像机俯瞰了这个院子,人们发现这个院子只有小小的一个角落。

其实,像深呼吸、发呆、打瞌睡……这些让我们感到很虚无的时刻,并不是真正的浪费时间。

所以,当结束了一天的工作后,不妨让自己的思绪停下来,坐在窗前发一会儿呆,什么都不想,什么都不做,就让大脑漫无目的地徜徉在自由的海洋中,感受片刻的安宁。

你虽然不够好，但也没那么糟

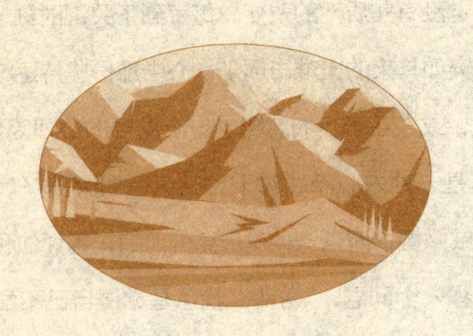

> 天生我材必有用，千金散尽还复来。
> ——唐朝诗人 李白

01 相信自己，配得上这世间所有美好

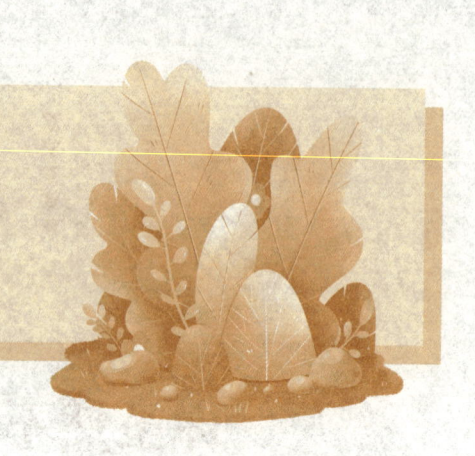

我们都渴望自己变得更好，然而，有时候我们会陷入一种困境——努力了很久却感觉没有实质性的改变。每每到了关键时刻，不是因为害怕放弃了，就是被突如其来的困难击倒了，心中那份坚持逐渐被消磨殆尽。

问题的关键，或许在于我们忽略了一个重要的心理因素——配得感。所谓配得感，就是一种内心深处对于自己值得拥有美好事物的信念和认知。它并非自负或傲慢，而是一种对自身价值的正确评估和积极认同。

知乎上有这样一个问题："为什么我总是觉得自己不配拥有一些美好的东西？"提问的女孩儿说："高中有段时间，自己努力学习，得到了老师的关注和同学们的赞美，自己的内心却十分恐慌，觉得自己不配拥有那些关注和赞美；一个优秀的男生对自己表白，但自己觉得不配拥有他的喜欢，于是放弃了；后来，接到一个很好的公司的 offer，却认为自己只配在小公司当一个小小的职员而不敢入职。"

配得感低的人往往会自我贬低，认为自己不配拥有美好的东西，即便

机会摆在眼前，也会犹豫不决，甚至主动放弃。有时候，他们为了维持内在的自我信念，甚至会排斥一些美好的东西。小到一件漂亮的衣服，大到一个理想的伴侣、一个梦寐以求的人生机会，他们都不敢拥有。而且，他们对自己内在的这种认同往往根深蒂固，难以撼动。更可怕的是，他们还会在日后想方设法去验证这种固有信念，让自己始终处于低自尊的状态，徘徊在"我不好——我不配——放弃吧"的负向循环中。

而配得感高的人相信自己有资格获得成功、幸福、尊重和爱，他们在面对机会时敢于争取，在面对挑战时充满信心。

女孩儿出生在一个普通的家庭，长得并不是标准意义上的美女，但她从小就认为自己"色艺双绝"，早晚有一天能功成名就。

上学时，学校组织合唱比赛，毫无乐理知识的她却主动请缨担任指挥。当时，就有人质疑，她拍子不准、唱歌跑调，怎么能胜任呢？但她坚信自己能行，经过反复练习，最终带领团队获得佳绩，甚至连晚会的赞助商都是她找来的。晚会结束后，她令所有人刮目相看。

后来，出身导演系的她跑去当了经纪人，之后又拉着好友一起创办了自己的娱乐公司。似乎只要是她想要的，就没有不敢去追求的。

现实中的你我也当如此。我们大可不必计较自己配得上什么，就大大方方、敞敞亮亮地去追求，去努力，去实现。

美国作家海伦·凯勒说："坚定的信心能使平凡的人们做出惊人的事业。"很多时候，我们失败并不是因为能力不行，而是因为自卑。我们的心中若产生强烈的不配得感，我们就会变得小心翼翼、畏首畏尾。而那些敢于突破自我并抓住机会的人,都拥有坚定的信念和一往无前的勇气。所以,与其这也不敢、那也不敢,不如增强实力、大胆做梦。

一位专业的舞蹈老师因为一场车祸失去了双腿,医生说她再也无法站立,她的舞蹈事业也要因此戛然而止。

面对这个致命的打击,她也曾消沉过,但父亲对她说:"你只是不能站着跳舞了,但你可以尝试坐在轮椅上跳舞。"父亲的话在她心中点燃了新的希望。她开始在轮椅上刻苦练习,她坚信自己可以再次成为一名舞蹈老师,继续在舞蹈事业上绽放光彩。

最终,她的梦想成真了。现在,她仍旧是一名舞蹈老师,只不过是坐在轮椅上跳舞的舞蹈老师。每天下午三点开课,她提前半个小时就坐着轮椅到教室里等学生。在教课的过程中,她非常认真,孩子每个细微的动作她都不会放过。为了给孩子做示范,她总是将腰背挺得笔直。

美国投资家查理·芒格说:"要得到你想要的某件东西,最可靠的办法是让自己配得上它。"

这个世界上,万事万物都是相互吸引的,我们只有认为自己配得上,才能真的拥有更好的人生。所以,我们要始终坚信自己配得上世间的一切美好,并愿意为之付出一切努力。

希望有一天,你能够心安理得地拥有那些你本就配得上的东西,无论是爱情、友情、亲情,还是高学历、好样貌、好工作。

02 再优秀的人,也会自卑

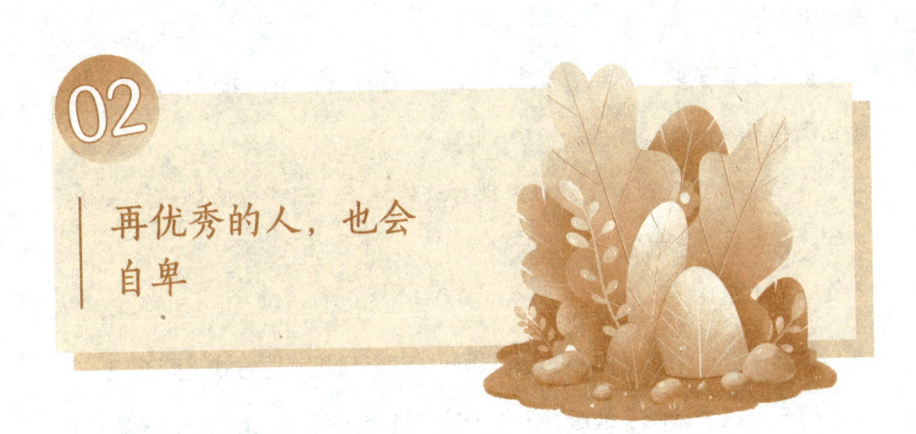

你或许不相信,即便是那些看起来十分优秀的人,内心也有自卑的种子。因为自卑是人类普遍存在的心理现象,它源于对自我价值的怀疑和对他人评价的敏感。

几乎人人都会自卑。有的人因为外貌不如他人而自卑;有的人因为身材不好而自卑;有的人因为学识不如他人而自卑;有的人因为家境贫寒而自卑;有的人因为性格内向而自卑;还有的人因为职业平凡而自卑。

心理学家阿德勒在研究个体心理学时提出了一个观点:"人人都有自卑感,只是表现形式不同。"

一本书中讲过这样一个故事:

三个孩子去动物园,他们都是第一次看见狮子。面对这个凶猛的庞然大物,三个孩子心里都很害怕,但他们的表现截然不同。

第一个孩子躲到了爸爸的背后,紧紧抓住他的衣角,说:"爸爸,我要回家。"

第二个孩子站在原地,脸色苍白,嘴唇颤抖,却强装镇定,说:"我一点儿都不害怕。"

第三个孩子瞪着狮子,好像很勇敢的样子,问旁边的妈妈:"妈妈,我可以朝它吐口水吗?"

其实,这三个孩子内心的恐惧是一样的,只是表达方式不同而已。

第一个孩子选择了逃避,第二个孩子选择了掩饰,第三个孩子则选择了挑衅。这些行为的背后都是自卑,都源自对自我价值的怀疑和不安。有时候自卑还会表现为过度自信,以此来掩盖内心的脆弱。

有一个女孩儿,家庭条件非常好。她每天待在家里感觉很无聊,于是就找了份工作。但是在工作中,她的业务能力水平低,处处不如他人,这让她内心有些自卑,于是她便通过炫富来掩盖自己的自卑感。有时候,她会在朋友圈里发"老爸送我的生日礼物又是名牌包包,年年都是如此,一点儿新意都没有";有时候会发"奉劝大家,房子够住就行了,千万别像我似的。一到年底,各种交物业费,各种收租,累到腿软"。大家在她这样有意无意的炫富行为中,渐渐跟她疏远了关系。

有时自卑也是件好事,很多进步的动力都来自自卑。

很多人因为自卑,所以努力提升自己,不断学习新技能,改变旧习惯,逐渐在成长中找到自信。

承认自卑并非示弱,而是勇敢地面对自我,进而激发内在的潜力。

同时，自卑是一种自我保护的防御机制。当一个人感受到外部环境对自己造成威胁时，就会采取一种自我保护的回避行为，以保持心理的平衡。

比如上学时，老师检查全体同学的背诵情况，希望有同学能主动站起来背诵。这时候，大部分同学都会选择低头回避。因为他们害怕自己背得不够流利，担心被嘲笑，此时他们的自卑是为了保护自己免受可能会遇到的尴尬。

自卑并非全然负面，它能在一定程度上促使我们更加谨慎和努力。

既然人人都有自卑的心理，那么我们就不必因为自卑而感到羞愧，更不能拿自卑当作我们失败的借口。正视自卑，接纳自卑，才能更好地理解自己，激发自己的成长动力。

所以，无论你过去经历了什么，你的成长环境如何，这些都已经不重要，重要的是你对过去经历的重新解读，重要的是你了解了自己的自卑，然后愿意不断地超越自己，让自己的人生变得更加丰富多彩。

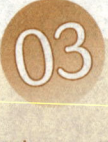

03 自信，是一个人强大的开始

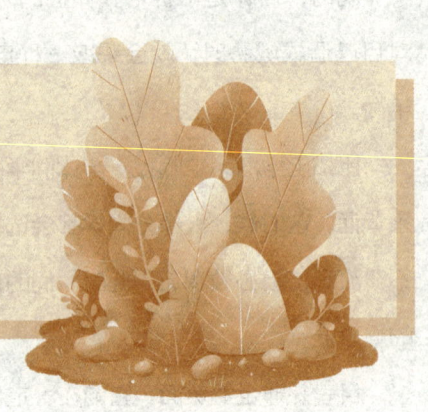

自卑对一个人的影响有多大呢？

有的人因为自卑，在他人面前抬不起头来。

上课时，老师让他回答问题，不管会不会，答完时他总是出一手心的汗。他喜欢一个女孩儿，但是连跟女孩儿说话都不敢，更别提恋爱了。去吃早餐，老板因为忙，忘了给他盛粥，他也不敢张嘴要。

后来他决心改变，努力跟身边的每一个人建立好关系。就在他认为自己已经摆脱了自卑时，一个朋友请他吃饭，点了龙虾，他立刻就崩溃了，因为他没有吃过龙虾，不知道该怎么吃，那一刻，他恨不得钻到地缝中，让自己消失得无影无踪。

有的人因为自卑，错失了人生机遇。

某节目的海选视频中，一个嗓音条件极佳的农村女孩，在评委面前颤抖得发不出声，最终放弃比赛。后来，评委追到后台才发现，这个女孩儿不敢开口的原因竟然是害怕大家嘲笑她的口音。

有的人因为自卑，引发了健康问题。

35岁的李女士长期因外貌而自卑，每天花3小时化妆修饰自己，甚至拒绝与孩子合影。体检报告显示，她因长期使用劣质化妆品导致了皮肤炎。

其实，每个人都有优秀的一面，但有些人偏偏在自卑里埋没了自己，并且总想从外界寻找肯定的声音来增强自己的自信。然而，自信心更多地来源于我们内心深处的强大力量，来源于对自我的认可，而不是外在环境。

一位心理学博士在演讲中提到"自信是一种能力"，据他观察发现，自信不是与生俱来刻在DNA上的特质，而是一种可以培养的能力，就像游泳、开车、写作这些能力一样，是可以通过有意识的训练和学习提高的。

想要提升自己的自信心，我们可以多做自己擅长的事情。做自己擅长的事情，能不断积累成功的经验，增强自我效能感，从而逐渐建立起稳固的自信基础。

因为擅长，我们能做得更好；因为擅长，我们能从中不断获得正面反馈；因为擅长，我们更有挑战自己、突破自己的决心和勇气。在自己擅长的领域里，每一次进步都是对自我价值的肯定，都是自信积累的过程。

想要提升自己的自信心，就要累积一次次的小成功。

有时候我们缺乏自信，是因为我们没有找到属于自己的成就感。提到成就感，很多人会想到别人那些辉煌的成就。实际上，成就无论大小都值得称道，自己的那些看似微不足道的成就，也能成为自信的来源。

从小事开始，比如学习做一道菜，学会一项技能，学习为自己的事做决定……这种从小事中积累的自信，就像细流汇聚成河，能逐渐形成强大的内心力量。

想要提升自己的自信心，就要接受自己的不完美。

我们总想变得更完美，认为这样就能更加自信。殊不知，学会接纳一个不完美的自己，同样是自信的重要一步。接纳不完美，意味着正视自己的局限，不再为无法达成的目标而自责，甚至自卑。

在餐桌上遇到没见过的菜品，可以直接问服务员怎么吃；碰到不理解的事物，可以坦然地向懂行的人请教；遇到喜欢的人，就算不能在一起，也能大方地表达自己的欣赏。

当我们做到极度坦诚时，就能拥有无坚不摧的自信了。这时我们会发现，我们的坦诚赢得了他人的尊重而非嘲笑，而这种尊重会让我们自信心倍增。

越自信，越幸运。当有越来越多的正能量滋养我们的内心时，我们的内心就会变得越来越强大。

04 就算差劲,也能照样活得很好

在很多人的认知里,只有优秀的人才会得到关注,被人喜欢,而差劲的人只能被嫌弃,所以人人都在追求优秀,试图掩盖不足。

为什么我们对优秀这么执着呢?这大概跟我们的成长经历有关。小时候,无论我们考出怎样的成绩,都会被教育一番。考了 100 分,被教育不能骄傲;没考 100 分,被教育反思那些分数是怎么丢的。所以哪怕我们考了很好的成绩,有时我们的关注点也不在自己已得的分数上,而是在其他方面。

即便长大成人,已经不需要用成绩来衡量成就了,我们依旧习惯性地盯着自己的不足。明明"金无赤金,人无完人",但我们就是揪着自己的缺点不放,跟自己较劲儿,觉得自己这也不好,那也不好,时常陷入对自己的审判中,进行过度的反思。

比如:

我不会做饭,没有办法照顾好自己,我真没用;

我专业能力差，工作表现不佳，升职无望，我真是太失败了；

我性格不好，没什么知心朋友，我真是太差劲了；

我懒惰成性，不擅长做家务，家里总是乱糟糟的，我简直糟透了；

……

但是，即便我们有千般不好、万般不好，那又怎么样呢？每个人都有自己的不足之处，"天生我材必有用"，带着些许不足，我们也可以活得很好。

我是不会做饭，没有办法照顾好自己，但我也没有饿着，而且活得很健康；

我是专业能力差，工作表现不佳，但我能自己养活自己，不但没有负债，偶尔还能攒下点钱；

我是性格不好，没什么知心朋友，但我依然能与人和谐相处，偶尔还能收获陌生人的善意；

我是懒惰成性，不擅长做家务，但这并不影响我每天过得充实快乐，享受生活的每一刻；

……

我们的确有很差劲的地方，但这不是我们的全部。我们有很差的部分，也有很好的部分；有很差的时刻，也有很好的时刻。其实，我们不是很差，我们只是不完美而已，每个人都不可能是完美的。

有一个老师总觉得自己的牙齿长得不好看，所以总是抿嘴笑，尽量避免露出牙齿。结果别人认为他高冷、难以相处。他开直播讲课，有位同学直言不讳地说："老师的牙齿太难看了，建议您整牙，这样直播效果会更好。"面对学生的调侃,他羞愧难当,恨不能闭着嘴讲课。

　　他极力掩饰的缺陷反而让自己陷入无尽的烦恼与痛苦中。于是,他决定接受牙齿难看的事实。别人调侃的时候,他也一起讨论。开心的时候,他就哈哈大笑,露出那一口参差不齐的牙齿。结果事情反而向好的方向发展了,同事们不再认为他高冷,跟他的关系更亲密了。学生们也不再关注他的牙齿,而是被他幽默风趣的讲课风格所吸引,他那口难看的牙齿竟成了他上课时的特色,时不时被他拿出来逗学生们开心。

　　所以,就算我们不够好,也无须刻意去掩饰。毕竟不好就是不好,我们不能自欺欺人地去掩饰它。我们只需拓宽对自己的认识,不仅看到自己不够好的点,也看到自己足够好的点。

　　万物皆有裂痕,谁都不是十全十美的。你的缺点或许不被所有人喜欢,但这又如何呢?毕竟,不完美才是人生常态。与其为此苦恼,不如将其作为进步的动力,学着去改善,去克服,或者去接纳,去适应,让其成为你成长路上的垫脚石。

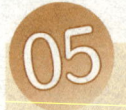

05 不必比较，各有各的闪光点

我们时常会陷入一种误区，那就是优秀是对比出来的。看一看自己身边的人，有的人家财万贯，住着别墅，开着豪车；有的人肤白貌美，身材高挑，走到哪里都是焦点；还有的人才华横溢，浑身都是浪漫细胞，把日子过成了诗……

再看看自己，出身普通，吃不撑也饿不死，日子平淡无奇；长相平凡，既不美丽也不可爱，走到哪里都会被人群淹没；既无才华也无特长，生活仿佛一潭死水……于是我们便觉得自己没有他人优秀，没有他人成功。一边暗暗自卑，一边羡慕别人的光鲜亮丽，甚至还会因此心生妒忌。

总是拿自己跟更优秀的人比较，或许能让我们获得一些动力，但更多导致的是无休止的焦虑和自我否定，同时对自己的优秀视而不见。

有一个律师年纪轻轻就成了业内翘楚，早早就拥有一套属于自己的房子，娶了一个美丽贤惠的妻子，还生了一个聪明伶俐的儿子。但是他却总是不快乐。

当他看到别人的孩子比自己的孩子优秀时，他就心生烦闷；当他看见亲朋好友挣钱比他多时，他就郁郁寡欢；当他听说以前混得不好的同学现在超过了他时，他就陷入深深的挫败感中。

他的生活明明已经很圆满了，他却总是沉浸在不断与他人比较的困境中。

作家马德说："一个人总在仰望着别人的幸福，一回头却发现，自己正被别人仰望着。其实，每个人都是幸福的。只是，你的幸福常常在别人眼里。"生活中，每个人都有自己的苦辣酸甜，可很多人总是习惯去羡慕别人的甜，而感叹自己的苦，从而忽视了自己的甜。

同学聚会上，全职妈妈小微看着打扮得精致优雅的单身白领小青，美慕不已，心想：真好啊！可以满世界地飞，还不用照顾老公和孩子，不像我，每天只有干不完的家务。

而小青看着创业成功、公司已经上市的小刘，心生美慕，心想：这么年轻就实现了财务自由，不像我，累死累活也挣不了多少钱。

小刘坐在做公务员的小红旁边，十分美慕，心想：真美慕她呀，工作稳定，没什么压力，不像我，长期失眠。

小红看着旁边坐着的小微，内心美慕不已，心想：真美慕她呀，每天不用上班就有钱花。不像我，每天被领导呼来喝去。

如果我们总是盲目地去和别人比较，就会无限放大自己的痛苦；如果我们总是盲目地去羡慕别人，就会让自己终日不得安宁。人活一世，你有你的苦，我有我的累，谁也不必羡慕谁，谁也不必仰望谁。不羡慕别人，不低看自己，你就会发现，你拥有的幸福其实比你想象的多。

日本作家夏目漱石在《我是猫》中写道："我不过尽量和一般人一样，没什么让人家值得羡慕的。可喜的是，我不羡慕别人，这就行了嘛。"人这一生，要少为渺不相涉的羡慕鼓掌，多为触手可及的快乐欢呼。真正的幸福是你很好，但我也不差；你在世界的这头闪闪发光，我在世界的那头同样熠熠生辉。

06 没有人夸,那就自己夸自己

我们一生所追求的,无非就是被"看见"。如果身边有一个人,无论我们做了什么,他总能从细节中发现我们的优点,并给予我们肯定和赞美,那我们的心情就会变得很愉悦,瞬间自信心爆棚。这就是来自肯定的力量。

美国作家马克·吐温说:"一句赞美的话能当我十天的粮。"生活中,人人都需要赞美,需要来自别人的肯定。

1968年,心理学家罗森塔尔通过一个实验证明了这个观点。他从六个年级中选了18个班,对班里的学生进行"未来发展趋势测验"。其中有20%的学生被他选为"最有发展前途者",然后罗森塔尔将结果公布于众。

8个月后,罗森塔尔再次来到这所学校,对那18个班的学生进行测试。结果发现,凡是上了"最有发展前途者"名单的学生成绩都有较大的进步,而且活泼开朗,乐于和人打交道。但事实上,这份名单上的孩子都是罗森塔尔随机选出来的。

可见，来自他人的肯定与赞赏具有一种神奇的能量，它不仅能改变我们的行为和思维方式，还能激发我们的无限潜能。

然而，别人不会无缘无故、无时无刻地肯定我们，我们要想获得源源不断的自信，还需要学会自己肯定自己，自己给自己提供情绪价值。

有一个女人曾把自己困在了一段极度内耗的婚姻中。她在对方的眼里一无是处，总是被否定、质疑、泼冷水。她说想减肥，对方说："就你，做什么事情都是三分钟热度，新鲜不了两天就得放弃，趁早别费劲儿了。"当她吃饭的时候，对方又会说："你看看你，都胖成猪了，还吃呢！一点儿也不注重身材管理。"

每天她都在想：我怎么做才是对的呢？怎么做才能得到对方的肯定呢？然而，不管她说什么、做什么，在对方眼里永远都是错的。这让她一度怀疑，自己是不是真的什么都做不好？她开始拒绝沟通，甚至破罐子破摔，对一切都丧失了兴趣，甚至有一种与世界站在对立面的决裂感。

直到有一天晚上，她做了一个梦，梦里的自己伤痕累累，就快要死了。等她醒来时，发现自己泪流满面。她终于明白，这个世界上，没有人能救她，真正的救赎来自内心的觉醒。

她果断选择了离婚，决定重新开始自己的人生。离开了一个不爱自己的人后，她反而不再期待是否有人爱她，也不再依赖于他人的评价而活。没有人肯定她，她就自己肯定自己，每天对着镜子微笑，看到自己笑得很灿烂，就会赞美自己说："你笑起来真好看！"她开始记录每天的小成就，哪怕只是读完一本书、完成一次跑步，她都会赞美自己说："你太棒了！"

在她不断的自我肯定下，她的人生真的越来越好了。她减肥成功，身材变得苗条；她的工作渐入佳境，同事们都称赞她有能力。后来，她再也没有做过让自己难过的梦。

心理学中有一个皮格马利翁效应：有时，当人们对一件事怀有很强的信念和期望时，这件事便会朝着期待的方向发展。

当我们开始肯定自己、赞美自己时，就是在大脑中塑造积极的思维模式，让大脑形成与幸福感、满足感相关的神经回路。当肯定自己、赞美自己成为一种习惯时，我们会用更积极的态度去思考、去生活，而不是过度关注糟糕的事情。这种积极的思维模式就像一盏明灯，能照亮我们前行的道路，驱散内心的阴霾。

所以，试着每天去肯定自己、赞美自己吧！

早上起床后，我们不妨对自己说："我今天很棒！"这种自我肯定能在无形中增加自信，让我们一整天都能量饱满，做事也会更顺利。

面临压力时，我们不妨对自己说："我不怕！我可以！"这种自我肯定能让我们瞬间产生应对困难的力量，降低焦虑和紧张感。

每个人都有独特的才华和优点，当我们用心去发掘并赞美这些优点时，就像为心中的大树施肥、浇水，能使其枝繁叶茂。让我们在"自夸"中获得超有能量的心理暗示，获得积极向上的生活态度。让自信成为我们面对挑战、实现目标的强大支撑。

只要我们相信自己、肯定自己，任何事情都可能会朝着我们期望的方向发展。

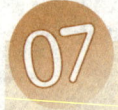

07 自信，是对孤勇者的奖励

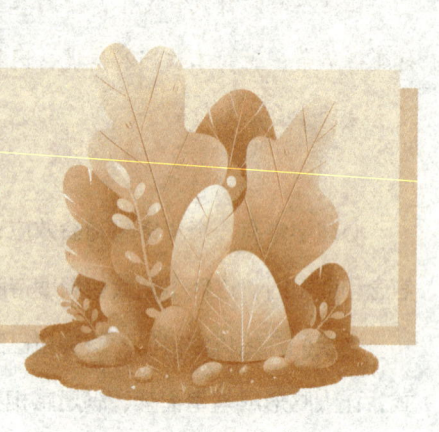

一个从骨子里自信的人，不是因为别人的评价而自信，不是因为自己的成就而自信，而是不依靠任何外物，依然相信自己是有价值的。

我们可以称之为拥有自信的天赋型选手。这样的人有，但是并不多。大多数人想要变得自信，单靠心理暗示可不够，还必须依靠一些外物，即必须获得别人的称赞或做成点事。

因为一个人对自己的自信，是结果的反馈，而非单纯的自我催眠。比如在一个场合中，如果你比其他人都要大牌，你就自信；如果你比其他人的钱都多，你就自信；如果你比其他人都懂，你就自信；如果你比其他人干得都好，你就自信。

就如美国企业家马斯克所说："一个人的自信是根本不需要主动去寻找的，只要你经常性地做得比别人好，时刻收获到优越感和成就感，自信自然就会来。"

所以，想要获得骨子里的自信，就要想办法提升自己、超越他人。不断学习是提升自己最有效、最直接的方法。另外，有句话说得好："方向比努力更重要。"选择适合自己的方向，才能更快地提升自己。这看起来有些功利，却是建立自信的最快方式。

所谓适合自己的方向，就是在自己擅长的领域不断深耕，逐步拓宽边界，既发挥长处，又不断突破自我。

法国作家大仲马被誉为"天才小说家"。然而，他在成名前，曾度过一段穷困潦倒的日子。为了谋生，他不得不去拜访父亲的一位朋友，希望获取一份工作。可当人家问他能做些什么时，大仲马才发现，自己什么了不得的本事都没有，既不擅长数学、物理和历史，也不精通会计和法律。

大仲马第一次觉得自己太差了，可学习需要时间，机会是留给有准备的人的。就在大仲马以为自己会失去这次机会时，他留下的字条点燃了他的希望。因为他的字写得不错，得到了父亲的朋友的由衷赞赏。

之后，大仲马就以这个优点为原点，努力发扬自己的长处。工作之余，他经常替法兰西喜剧院誊写文字，贴补家用。誊写的次数多了，他开始尝试自己创作剧本。就这样写了三年，他的第一个剧本《亨利三世及其宫廷》问世了，这也让他在文学界稍微有了点名气。

后来，大仲马在朋友的帮助下，编写了《著名罪行》系列文集，主题为欧洲历史上著名的罪行和罪犯。这次编写为他后来的文学起飞奠定了基础。两年后，他的小说《三个火枪手》开始在巴黎《世纪报》上连载。又过了一年，他写出了家喻户晓的《基督山伯爵》。

哪怕只是一个小小的优点，也能成为撬动成功的杠杆。聪明的人会以此为基础，扩大自己的优点范围。就像大仲马一样，从写字好，扩大到写文章好；再从写文章好，发展到写书好。只要找到并专注于自己的优势，不断深耕，就能在某个领域不断成长、不断超越。

人的潜能就像一座矗立在海底的冰山，只在海面露出了冰山的一角。我们要相信自己具有无限的潜能。无论是语言能力，还是解决问题的能力，只要我们肯下功夫，就能让这些能力成为我们的强大武器。

当我们通过学习不断提升能力，解决复杂的问题，并成为某个领域中的佼佼者时，我们不仅能获得外界的认可，更能在这个过程中找到内心的满足和自信。

在这个浮躁的社会中，能沉下心来提升自己的人，就像这个时代的孤勇者，而自信就是他们勇于突破自己的奖赏。